中医师承学堂
一所没有围墙的大学
经方医学书系

经方治大病实录

——危急重症诊疗五十年

田雨青　著

全国百佳图书出版单位
中国中医药出版社
·北　京·

图书在版编目（CIP）数据

经方治大病实录：危急重症诊疗五十年 / 田雨青著 .—北京：中国中医药出版社，2023.3（2023.5 重印）
（中医师承学堂）
ISBN 978-7-5132-4611-8

Ⅰ.①经… Ⅱ.①田… Ⅲ.①急性病—中医临床—经验—中国—现代②险症—中医临床—经验—中国—现代 Ⅳ.① R278

中国版本图书馆 CIP 数据核字（2022）第 257012 号

中国中医药出版社出版
北京经济技术开发区科创十三街 31 号院二区 8 号楼
邮政编码 100176
传真 010-64405721
河北新华第二印刷有限责任公司印刷
各地新华书店经销

开本 710×1000 1/16 印张 14 字数 226 千字
2023 年 3 月第 1 版 2023 年 5 月第 2 次印刷
书号 ISBN 978-7-5132-4611-8

定价 58.00 元
网址 www.cptcm.com

服务热线 010-64405510
购书热线 010-89535836
维权打假 010-64405753

微信服务号 zgzyycbs
微商城网址 https://kdt.im/LIdUGr
官方微博 http://e.weibo.com/cptcm
天猫旗舰店网址 https://zgzyycbs.tmall.com

如有印装质量问题请与本社出版部联系（010-64405510）

参加整理人员

田　哲　　王军前　　聂　慧　　柳艳平

苏　丹　　白　滢　　王　静　　罗　强

阿腾图雅　田嘉禾　　周　伶　　仝志强

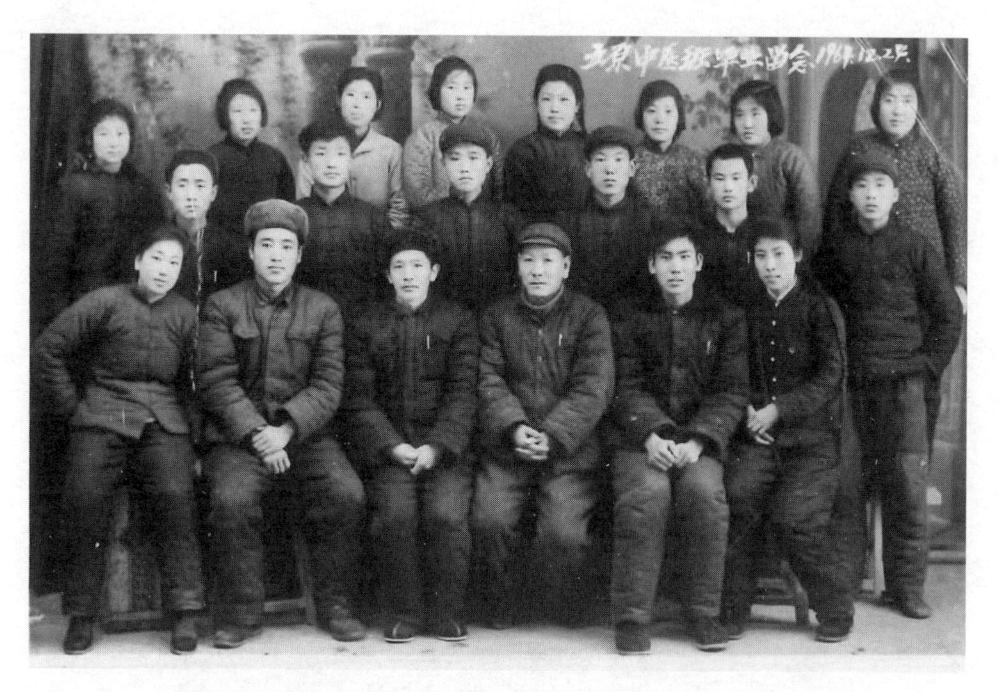

五原县中医徒弟讲习班毕业留影（1964年12月24日）

耿洪文老师（前排右三），刘福昌老师（前排左三），本书作者田雨青（第二排左二）

冯 序

章太炎曰:“中国医药，来自实验，信而有征，皆合乎科学。”是说中医药学是科学的理论体系，来自历代医家的临床实验总结。田雨青正是当代的中医实验者，自述是一个有志于中医事业的莘莘学子，是一个中医大道上的探路者，并感叹是长期在黑暗中摸索的探路者。一路走来，风风雨雨，积行医一生的追求和梦想，集腋成裘，刊出大作《经方治大病实录》。

一看书名，即感展显大医之豪情，突显民族自信心十足，向世人展示，经方不但能治常见病、多发病、慢性病、急性病，而且能治疑难大病，在书中一一道来。

总览全书，有幸目睹田雨青50多年来治疗医案，记录翔实，不仅记录了治疗实例、体会，更记录了多年行医的经验教训、酸甜苦辣，耐人寻味。

再细读全书，感到可赞可叹。可赞者，田雨青在多年临床中，师承前人经验，不断地学经典，参加学术活动，博采众长，不断总结经验教训。有幸走近经方，即感神奇及惊喜，终于找到经方之路。可叹者，田雨青认识了胡希恕经方理论体系，尤其体悟到方证是辨证的尖端，重视方证对应，行医之路不再是黑暗中探索，而是“有章可循，面对危急重症，心中有数，敢于应对，有识才有胆”，成为一个经方探索、实践者，耄耋之年仍在探索着。

田雨青在书中寄语：望本书对业内学子有所启迪，用心良苦。

冀如所愿，进一步守正中医经典，学好经方，做一代经方传人！

冯世纶

2022年12月

冯世纶：中日友好医院主任医师、教授，首都国医名师，胡希恕名家研究室和冯世纶名医传承工作站首席指导专家，北京中医药大学师承博士后导师。

黄　序

今天，我用整整一天的时间饶有兴致地阅读了《经方治大病实录》的电子稿。这本书的写法很有个性。每个案例有时间、人物，特别是对话式的写法，读来犹如置身现场，让人思绪紧随；处方有药有量，服后的效果有明确交代，确实是临床实录；更吸引人的是医案中作者关于方证识别的思路解释，或据经典原文而来，或依名医经验而来，或是作者的读书心得，或是多年临床经验，有理，更有实证为据，说得细致透彻，为读者释疑解惑。值得一提的是，不少实录附有病相同而方不同的案例，对照阅读，犹如另开一扇窗，新风徐来，能防止读者产生思维定势，也利于方证的鉴别。

从这本书可看出，作者重视经方救治大病重症，如茯苓四逆汤治疗呼吸衰竭、支气管哮喘，桃核承气汤治疗高血压、左眼玻璃体积血，大柴胡汤合桃核承气汤治疗肺癌多发转移，大柴胡汤合桂枝茯苓丸加石膏治疗中风急性期，防已地黄汤合桂枝茯苓丸治老年性痴呆、帕金森病，柴胡桂枝汤治疗布鲁氏菌病，等等。病情扑朔迷离，治疗过程扣人心弦。他用经方，凭据从经典原文而来，特别是《伤寒论》《金匮要略》中记载的腹证，常常成为他识别方证的关键证据。如桃核承气汤证的“少腹急结”，大柴胡汤证的“按之心下满痛”，屡屡出现在其案例中。他对经典条文的理解能具象化，如麦门冬汤证的“大逆上气，咽喉不利”，他描绘成“抬肩而喘，伴喉中痰鸣”；薏苡附子败酱散证的“其身甲错，腹皮急，按之濡，如肿状”，他描写成“皮肤粗糙碍手”“按腹濡软肿胀、内无实物，即按似软面包”；将眼睛周围肌肉抽搐拘急，理解为葛根汤证的“口噤不得语”；将面部阵发拘急而痛，理解为桂枝加葛根汤证的“项背强几几”。如此描绘方证，经典原文就容易理解，也便于应用。他不仅用经方原方，也用后世医家的经方化裁方，如用《小品方》二加龙骨汤治更年期综合征，用清代经方家陈修园的消水圣愈汤治胸腹水，用现代许公岩先生的苍麻丸治痰饮咳喘，用当代胡天宝老中医的防己地黄汤合小陷胸汤治糖尿病。这些宝贵的经验，为全书增色不少。

作者田雨青先生是一位具有50多年临床经历的老中医，和我有一面之交。那是2018年的一次学术活动，他一篇关于桃核承气汤应用的论文引起了我的关注。没有想到，这次他拿出了更多的经方医案，而且毫无保留地奉献了自己多年的经验心得。我为田雨青先生的胸怀和热情所感动。我建议年轻的中医学子读一读这本医案，其中几十则用经方救治大病重症的临床实录，对提振中医人的自信心应该是很有帮助的；本书介绍的应用经方的思路方法和经验，也值得临床医生们学习借鉴。当今的中医界，太需要这种实实在在的学术交流了！乐为之序。

南京中医药大学国际经方学院　黄煌

2022年12月2日

黄煌：全国名中医，南京中医药大学国际经方学院院长，教授、博士研究生导师，著名的中医及经方学者，致力于经方的普及推广工作，主持公益性经方学术网站“经方医学论坛”。

经方腹诊方向明，方证相应建奇功
（代前言）

我是一名年近八旬的中医主任医师，首批内蒙古自治区名中医、师带徒指导老师。回首自己从事中医临床诊疗工作的50余年，面对各家学说，众说纷纭，莫衷一是，感觉自己一直在黑暗中摸索。直到近年来，通过学用经方和腹诊，临床惊喜不断，临证充满自信，终于找到了正确方向。

经方是相对医经而言的医学体系，以八纲为基础，先贤创立了六经辨证、方证相应的理论体系，《伤寒杂病论》为其代表著作。章太炎先生曾言："中医之胜于西医者，大抵以《伤寒》为独甚！"又言之："医之圣者，莫如仲景。"可见以《伤寒论》为代表的经方在我们中医学体系中拥有举足轻重的地位，我们应当大力发掘且应用好，如此则不枉古人之心血。

近年来，国内掀起经方热潮，百家争鸣，我也有幸多次参加了全国经方学术会议，感触良多，收获颇丰。

在一次学术会议上，记得听冯学功老师讲胡希恕先生治疗中风，用大柴胡汤合桂枝茯苓丸加石膏的经验后，对我触动很大，解开了长期困惑和使我纠结的一件往事。

我的老师耿洪文（1917—2001年）先生，毕业于新中国成立前的"南京承淡安针灸学校"。新中国成立后，他已是内蒙古自治区非常著名的中医了。

1964年春节，我的邻居，一位60多岁的老太太，早晨起床不慎跌倒而突发脑出血，意识有些模糊，喉中有痰鸣，左半身瘫痪，请老师诊疗开处方。老师开了三剂中药和一粒安宫牛黄丸，我跑腿取的药（隐约记得方中有柴胡、桃仁、桂枝、大黄等十几味药），老师同时嘱咐我扎针治疗其中风偏瘫。

老人服药后，次日清醒。家人又给她服了一粒安宫牛黄丸，药后病情稳定。此后我连续针刺了半个月，老太太很快康复如初。

我因当时没有用心和在意耿先生开的方药，只是看了一眼，记得模模糊糊。事后让我大开眼界、意想不到的是，仅仅三剂中药和一粒安宫牛黄丸，疗效竟如此神奇。

此后数十年，在我担任医院心脑科主任期间，诊疗过很多脑血管病人，但却从未收到如此好的疗效，实属惭愧和遗憾。后每每想起，真后悔当初没有用心记下老师开的方药，成为我的心结。

通过参加经方学术会议，有幸听闻胡希恕先生治疗中风的经验后，我思前想后，恍然大悟，也才真正体悟到，20世纪五六十年代的名老中医治病的绝招，应该就是经方。

在经方会议中，我首次接触了腹诊内容，更令我耳目一新，此后又多次学习了王宁元老师的腹诊内容（多场讲座及诸多译文读本），这对我之后的临床诊疗影响很大。

腹诊本是切诊之一，却被多数人忽视而废弃不用，殊不知，这是中医诊疗过程中的缺憾。《伤寒论》398条内容有114条论及腹诊，《金匮要略》25篇有近一半的篇章论及腹诊，足见腹诊之重要，且是临床进步之阶梯。

此后我在临床中逐渐改用经方的六经八纲、方证辨证体系，并重视腹诊检查，力求方药精准，宗日本汉方大家汤本求真“是以诊病，必须候腹”和吉益东洞“腹诊不详，不可处方”之严训，我对每个病人都进行腹诊，疗效显著，惊喜不断。

例如，本书中所载的中风中脏腑、昏不识人的董某案，就是依据腹诊“按压左少腹时其表情痛苦”，认为是阳明病瘀热内阻的“少腹急结”证，用桃核承气汤和安宫牛黄丸后神志迅速恢复，终获良效。

还有一例呼衰患者李某，因感染多重耐药菌，加重了多年的肺心病致严重呼衰，病情危急，濒临死亡，显现出太阴病的“烦扰不安”，投以茯苓四逆汤加味，起死回生，转危为安。

以前遇到这类病人，我都不敢用中药治疗，而这类病人（呼衰）往往因虚烦误用安定针剂镇静，同时抑制了呼吸中枢而死亡，此类事件常有耳闻。

病危重者，不敢承担，无胆无识，是缘于无识，不能尽医者仁心之责。学习经方后，有章可循，面对危急重症，心中有数，敢于应对，有识才有胆。

又如一个植物人，长期卧床，继发坠积性肺炎，呼吸困难，抬肩而喘，依据方证辨证，认为此喘是“大逆上气，咽喉不利”的麦门冬汤方证，果断投用，疗效立竿见影。

忆起20世纪90年代，我在病房抢救过一例肺心病喘脱患者，辨证依据阳虚痰阻水饮之象，服麦门冬汤一刻钟喘止，腿肿渐消。因当时也用了西药抢救，病好了也弄不清是谁的功劳，也就未重视麦门冬汤。而上述的植物人案是在家里单用中药治疗而获良效，证实了中药的疗效，经方的确神奇。

前段时间，我线上诊疗了一位在天津某医院住院的宫颈癌晚期引起尿毒症呕吐的病人，也是阳虚水饮证，依“大逆上气”开服麦门冬汤原方，一剂吐止。

《医宗金鉴》对麦门冬汤方证“火气上逆”的记载，属“以经释论”，望文生义，凭麦冬药性之寒凉，断“大逆上气”为“火气上逆”，可见这是对经方的误读。

谈到经方，我们一定要讲方证，方证是经方的灵魂，诚如胡希恕先生提出的“方证是辨证的尖端”，实在是经典又精准。方证对应是临床疗效的保障，黄煌教授常引用苏南民谣“药对证，喝口汤；不对证，用船装”，说到点子上了。

再如，有一位84岁的老太太，宫颈癌晚期，彻夜不眠，白天站在桌旁，神情呆滞，反复做打麻将的动作。我应邀出诊，目睹其怪异动作，腹诊检查发现其“小腹可触及包块且压痛明显”，处以抵当汤原方加龙骨、牡蛎，服药当晚即寐安，手不再乱动了。

还有一个8岁小孩，每吃早餐后呕吐，服了大黄甘草汤一剂后速愈。

另有一个小孩，咽痛咽红，不发热，用半夏散及汤（做汤剂）一剂病愈。

前些日子，一个小男孩高烧不退，手冰凉，不汗出，面赤唇红，咽红，下午四时来家就诊，开了一剂葛根汤原方，下午五点半服颗粒，晚上七时汗出热退，仅服药一顿，次日无恙，正常上学去了。

我行医50余年，阅病人无数，愈病亦无数，然想起已故的母亲，我依然难过和愧疚。

我们家兄弟姊妹多，父母一生筚路蓝缕、栉风沐雨地把我们养大成人，然而我的母亲在20世纪90年代罹患了恶性黑色素瘤，我绞尽脑汁，千方百计地诊治，但只是关注鼻衄、鼻咽部的肿瘤，治疗了两年半也未能治愈，甚是惭愧和遗憾。

近年来学习经方，用桃核承气汤治愈了很多顽瘴痼疾、疑难杂症，常使我异常惊喜。其中有顽固性头痛、眩晕、中风病、酒渣鼻、头疖肿、老年斑、湿疹等。

记得有一位50多岁的酒客（经常饮酒），男，其脐两旁系腰带处湿疹皮损多年，经内服外用多种疗法，久治不愈，依腹诊用桃核承气汤三剂后，皮损完全消退。

桃核承气汤治顽瘴痼疾，用对证了，疗效真是太神奇了！

诊余，我常想起母亲病证，如果按照经方的六经方证辨证治疗，或许是有希望延长母亲生命的。她当时口鼻出气臭秽，卧室异味浓重，又便秘，如果当时会腹诊，有可能会发现有“少腹急结”瘀热互结内阻的桃核承气汤证。

2018年的“第九届全国经方学术会议”上，我应邀演讲了“桃核承气汤验案列举”的内容，有幸得到了黄煌老师的首肯。时隔一年，在全国经方学术会议上又幸遇黄煌老师，被赞誉“你的那几个病例挺好”，让我倍受鼓舞。

临床中经方的神奇及令人惊喜的病例太多了。

我就是一个中医大道上的探路者，有志把那些荆棘丛生，被风沙掩埋、封尘了近两千年的大道至简的经方之路找到，希望把自己多年行医的经验教训、酸甜苦辣、心得体会，让业内同行和年轻的学子们及时看到，对其有所启迪，使其少走弯路，尽快提高中医诊疗水平，更好地服务疾苦民众。于是我萌生了记录这些实实在在验案的想法，以便传承。

去年我有幸遇到刘观涛老师，向他倾诉了我的想法，且得到了他的大力支持。在整理内容时，刘观涛老师提出了诚恳的建议：过去整理的病例，都是按教科书理法方药式的书写，枯燥乏味，很不好看。按照师承带徒，临床实录的形式写出来，大家阅后，会有带入感，身临其境，这等于是带教了更多的徒弟。

我听后顿时觉得非常有道理，就按照刘观涛老师所提的实录模式进行整理，开始也有很多不顺，刘观涛老师十分耐心，亲自批阅和示范，并帮助拟定了书名《经方治大病实录》。

刘观涛老师的敬业精神和率直的人品让我十分敬佩，在此深表谢意、敬意！

该书在出版之际，我也感谢我的徒弟们以及喜欢经方和腹诊的同学们，对本书逐字逐句地精雕细琢，反复修改打磨，使其成为“好看”的作品，在此一并致谢！

由于个人学识有限，书中内容尚不够完善，解读不当也在所难免，望同道们惠我良言，批评指正是幸。

最后，让我们积极响应经方大家胡希恕先生的弟子冯世纶教授的号召——“做一代经方传人”！

田雨青

2022年11月

目 录

一、脑梗中风中脏腑，胡言乱语不识人

【诊疗实录】

2017年12月21日清晨，诊室推进一位坐轮椅的住院病人。

我一看，这不是昨天上午我在门诊看过的老董吗？今天怎么住院了呢？而且还坐着轮椅呢！

十年前我就认识老董，他是工商银行的退休职工，今年81岁高龄。

随后，我问她女儿："昨天我开的药吃了吗？"

"还没呢，准备今天去买煎药壶。"他女儿说，"原以为我爸头晕了一周，只是走路不稳，想着不太要紧，就没在意，打算从今天开始吃药治疗了。"

"谁知从昨晚开始，他就烦躁不安，胡言乱语，不认识人了，一晚上没睡。"她接着说，"我们今天一大早就来住院了。这不，病房的大夫让我来找您会诊。"

我一看病人：意识不清，不认识人，胡言乱语，牙关紧闭，面色萎黄，形体消瘦，撬开牙后看到舌苔白腻，摸脉弦滑。

"前几天，他就头晕严重，有时眼前发黑，耳聋，行走不稳，口干苦，尿不利，大便干，两日没大便了。"家属补充说，"五天前去市人民医院看了，做的脑CT，说是脑梗死和小脑萎缩，让办住院了。"

"我爸跟我说，2007年他得过一次脑梗死，半身不遂，是您给他看好了，他还送了锦旗表达谢意，这次他还是要来蒙中医院住院找您看呀！"

我看他现在不认识人，问诊不能配合，就进行腹诊：按腹拘急，腹力3/5级，按左少腹时，患者表情痛苦，龇牙咧嘴。

检查完后，我发现昨天开的大柴胡汤合桂枝茯苓丸加石膏方，不是很符合今日之证，需重新辨证开方。

患者“胡言乱语，烦躁不安，昏不识人，大便干，两日未行，小便不利”，就是“其人如狂”，是比较典型的“邪入于腑，即不识人”“内有便溺之阻隔”的中风中脏腑病证。

“胡言乱语、烦躁不安、昏不识人”就是经文中“谵语”“其人如狂”的具体表现。

加之腹诊按压患者左少腹时，“表情痛苦，龇牙咧嘴”，所以，我马上想到，这不就是“少腹急结”的桃核承气汤证的腹象吗？看来应该是阳明里实热夹瘀血的桃核承气汤方证。

急开处方：大黄 20g，桃仁 10g，桂枝 10g，芒硝 10g，炙甘草 10g。

这种意识不清的重病，我心中也没有把握，就开了一剂药，并告知家属煎服法。

另外，针对本患者的“热毒神昏”，我又开了一粒安宫牛黄丸同时服用。

安宫牛黄丸载于《温病条辨》，能清热解毒、豁痰开窍醒神，除治疗热性病外，还可以治疗神昏谵语。我的老师耿洪文先生用于治疗中风急性期神昏、嗜睡、意识模糊的危重病证，常获良效。

针对该案，其阳明里实热夹瘀血而出现的“其人如狂、神昏谵语”，用之也是十分对证的。

中午下班，我路过医院门诊大厅时，看到他女儿用轮椅推着老董。其女见我急忙说：“病房的大夫让我们出院，建议去精神病院了，说他不能配合护士输液。”我说：“要不你们去宁夏附属医院再看看。”

第三天是周六，我在另一家医院坐诊，他女儿给我打电话说，他们当天（2017 年 12 月 21 日）出院后直接去了市里另外一家医院急诊科，遵医嘱复查了脑 CT，诊断同前：①双侧小脑半球软化灶；②小脑萎缩；③左侧丘脑腔隙性软化灶；④脑白质脱髓鞘改变。医生也是建议去精神病医院。

被建议去精神病医院，他们很不情愿，就回家了。

回家当晚，煎好中药，因病人牙关紧闭，就用注射器少量频频灌服中药。

2017 年 12 月 22 日，病人口稍微能张开些，又用注射器灌服中药，晚上灌服了一粒安宫牛黄丸，就不再胡言乱语，也不烦躁了，但仍不认识人。

2017 年 12 月 23 日，病人好多了，口能张开些，又继续少量频服中药。他女儿问：“中药吃完了还用吃安宫牛黄丸吗？病人从昨天到今天感到身上热得明显，能不能吃退热药？”

我告知其家属：“再抓一剂上面的药，再吃一粒安宫牛黄丸，发热先不用吃药，安宫牛黄丸也能退烧。”

2017年12月24日，他女儿来电话说，昨晚服药后，又吃了第二粒安宫牛黄丸，拉了三次黑便，随后小便通利了，神智也清楚了，头不晕了，也不说胡话了，仍不认识人，自觉身体舒服很多，能吃稀饭了。

2017年12月25日下午，家属请我到家出诊，家属说病人昨晚又服了一粒安宫牛黄丸。现在神清识人，口干喜冷饮，手足温，自觉身热，不欲盖被，欲开窗取凉，饮食不佳，舌苔灰黑腻（考虑是吃安宫牛黄丸染苔），脉弦滑。

考虑到患者年老体弱，虽有里实、瘀、热，蒙闭清窍，然已服用桃核承气汤两剂，大便泻下色黑秽污，瘀热已下。加之服安宫牛黄丸清热解毒，醒脑开窍，现已神清识人，说明病势已衰。虽有“有故无殒”之说，仍当“衰其大半而止”。

现口干喜饮，手足温，自觉身热，虽“三九”寒冬，亦不欲覆被，反开窗取凉。当是邪去正虚，余热未尽的竹叶石膏汤方证，以善后调理。

病后精气虚衰，更有脾虚，太阴“伏火”的阴火外泄的虚热之象，所以加黄芪以配参、甘，以甘温除大热。

我的经验是，一般病重的老人自觉身热，不欲盖被，欲开窗取凉，多为气虚发热，我常用补中益气汤（丸）捷效，这种情况万不可用苦寒泻火之剂。

请我来的路上，我还想是否有通脉四逆汤证，但后来查看舌脉，还是属气虚发热。又有饮食不佳，舌苔灰黑腻稍厚，脉弦滑，是脾不健运，食滞于中，所以合六君子加砂仁以健脾化湿和胃。

处方：竹叶5g，石膏30g，黄芪15g，党参15g，麦冬15g，姜半夏10g，砂仁5g，陈皮15g，茯苓15g，生白术15g，炙甘草5g，三剂，颗粒冲服，一日两次。

2017年12月26日，其女儿电话告知，病人可搀扶下地行走。

2017年12月28日，其女儿代诊，一进诊室，双手作揖，感谢我又救了他父亲一命。患者现在也不发热了，头也不晕了，精神好，神志清楚，饮食较前改善，大小便正常，睡眠好，又守方七剂，颗粒冲服，调理巩固。

【辨证解惑】

1. 关于桃核承气汤方证

《伤寒论》第106条云："太阳病不解，热结膀胱，其人如狂，血自下，下者愈，其外不解者，尚未可攻，当先解其外，外解已，但少腹急结者，乃可攻之，宜桃核承气汤。"

该条说明太阳病之邪热与血互结而成瘀热，阻于膀胱区域，属太阳阳明合病，如有外证（表证）时，当先解其外，而后可用桃核承气汤攻其瘀热。

胡希恕先生注解本方时谓："本方用调胃承气汤攻里热，加入桃仁祛瘀血，桂枝降其上冲之秽恶之气，属太阳阳明合病。"

关于本方证的六经归属，我认为是属阳明证，因为原文说得很清楚了，本方显然是外证解之后，是在没有表证的情况下适用，故属阳明，非太阳阳明合病，此处的桂枝正如胡老所言，是降逆气的，并非解表。

2. 关于桃核承气汤腹诊

此方证"其人如狂，少腹急结"之"其人如狂"，在邪犯阳明、热扰于内的白虎汤、调胃承气汤、大承气汤等方证中都可能出现，不是桃核承气汤方证的独有症状，唯有"少腹急结"是桃核承气汤的主症。

"少腹急结"在临床上往往不是患者的自觉症状，而是他觉症状，因此，唯一能找到并抓住这个主症的途径就是进行腹诊。

在《伤寒派腹诊》一书中，记载桃核承气汤证的内容较多，如"脐左旁天枢处上下二三指之间，以三指探按有结状物（索状物），按之痛甚，觉向上引痛"，也有"少腹急结、胀满而硬"，也有"轻按不痛，重按痛甚，痛而上引，甚则牵引心胸"。

临床上，我综合各家说法，常以"脐左旁、左少腹压痛，按之有结，重按痛甚，痛而上引"为"少腹急结"的具体腹证。

本案我为什么选桃核承气汤，而不是大黄牡丹皮汤、抵当汤、下瘀血汤呢？患者"左少腹压痛，重按痛甚"，是典型的桃核承气汤证腹象。结合患者的

“胡言乱语，烦躁不安，昏不识人”就是“谵语”“其人如狂”，所以选用桃核承气汤十分对证。

上述几个类方腹证鉴别会在后面的病例中详细论述。

腹力检查的具体标准，在并木隆雄的《腹诊的循证医学研究》一书中有介绍：“腹力的程度分为 5 级，5/5 级是腹部按压充实，4/5 级是腹部按压比较充实，3/5 级是腹部按压软硬的中等程度也是表示正常的程度，2/5 级是腹部按压比较软，1/5 级是腹部按压软弱无力。”

桃核承气汤的腹证，腹力是比较硬而充实（4/5 ～ 5/5 级），大多数在脐旁或左少腹部压痛明显。我们在临床中发现也有腹力在 3/5 级的情况下脐旁或左少腹部压痛明显，压痛向上或向外放射的情况下，仍然可以使用桃核承气汤。

3. 桃核承气汤延伸应用

有些日本汉方医学家，在使用该方时发现了诸多适应证，如《古今录验》中“往来寒热，胸胁逆满者，桃核承气汤主之”，并引申和扩展了该方证的使用范围，以脐下有凝血为桃核承气汤之标准，用于少腹急结、不满而拘痛，产后少腹至两股痛甚者有效。由此联想起 1974 年我在内蒙古自治区中医院进修时，竺友泉老中医对一个骨癌晚期疼痛剧烈伴有发热的患者，用了大剂量的桃核承气汤二剂，止痛退烧，效如桴鼓。

“有便血严重者等，当是其候也”“不论男女，劳瘵有此腹状，长期服本方必获效”。

“淋疾难治者，大抵见此腹状，可服此方”“赤白带下年久不愈者，黴毒而致阴部糜烂者，凡见此腹证宜本方治之”。

“带下痛者，亦可与本方治之”“用于妇女诸血证有效……痢病腹痛甚者，亦可与之”。

此外还提出“凡瘀血之患，细心观其眼中，有青筋贯通白眼者，或平素唇口干燥者”。

也有表现出“平素有衄血或吐血、齿龈出血，或下血痔疾等诸血证之变……不省人事，叩齿如嚼茶碗等”。以上都可作为“少腹急结”这一腹证表现的辅助指征。

二、急性脑干梗死危，回阳救逆醒昏迷

【诊疗实录】

2016年8月9日，大约是晚上七点钟，我的朋友老张，他的女儿突然打来电话说："田大爷，我爸住院了，大夫说是急性脑干梗死，现在挺危险的，下午医院下了病危通知书，您快来给看一看。"

老张是我一个很要好的朋友，他平时很能吸烟，一天抽二三十支。五年前，他在北京做过脑静脉瘘手术。前几天，因头晕找我看过，头重昏闷，头晕厉害时伴恶心，我当时看舌苔白厚腻，摸脉弦滑。

凭经验，我按痰湿中阻的眩晕辨证，开了李东垣的加味半夏白术天麻汤。没想到，服药后病情加重，发展到急性脑梗死而住院了。

我赶快到了市某医院神经内科病房，看到病人正在输液和吸氧，精神萎靡，意识模糊，嗜睡状，喉中痰鸣似喘，一开始呼之能应，但声音微弱，听不清说什么，逐渐呼叫没反应了。

我做了一些体格检查，用手抬了一下他的脖子，觉得比较僵硬，又动了动他的上、下肢，右侧上、下肢肌力均为0级，触及肌肤发凉。

撬开嘴后，看见舌偏暗淡，舌苔白厚腻，摸脉沉滑弱。

按了按肚子，腹力3/5级，腹濡软无力，小腹凉。

问及老张大便怎么样?

"大便两天没解了。"他家属说，"三天前，他头晕、恶心，吃了你开的药也不管用，昨天更厉害了，右半身不能动了，就赶快来住院了。"

我看了他今天做的脑CT报告：脑实质平扫未见异常，中颅窝左侧条索金属影（因体内植入金属，不能做核磁检查）。头颅部CTA提示：颈部动脉、头臂动脉、锁骨下动脉钙化斑块，继发管腔轻度狭窄；右椎动脉颅内段管腔局限狭窄。

见此危重病情，我该如何辨证选方呢？这个病的关键点在哪里？

诊后发现，辨证的切入点在腹诊，其腹象“腹力3/5级，腹濡软无力，小腹凉”，提示病性为虚寒阴证。

《腹证奇览》中的真武汤证条文下提道：“余屡用此方而获效。例如，半身不遂者有此症，并腹底寒冷，项背强急，有痰喘，时发热头痛，腹中有块，按之痛者，即于此方增附子三倍，与本方大剂合葛根汤。”其中“腹底寒冷”与本案“腹力3/5级，腹濡软无力，小腹凉”相应，符合真武汤腹象。

“项背强急”与本案“用手抬了一下他的脖子，觉得比较僵硬”相应，符合葛根汤腹象。

综上，正应真武汤合葛根汤腹象方证。

因喉中痰鸣，加半夏厚朴汤化痰利咽。

处方：制附子10g，生姜10g，生白术30g，茯苓15g，白芍10g，半夏10g，厚朴10g，苏叶10g，葛根30g，桂枝10g，炙甘草5g，大枣10g，麻黄10g，一剂，急煎服，分两次。

三方合用，三管齐下，用真武汤回阳救逆、温化寒饮是首要，用半夏厚朴汤理气化痰、降逆止喘，以葛根汤发汗解肌、和营卫、通经络。

真武汤有附子、生姜、白术、茯苓、白芍五味药，因两日未解大便，重用生白术30g；半夏厚朴汤有半夏、厚朴、苏叶，生姜、茯苓，除去重复药，合前面就是八味药了；葛根汤中白芍、生姜前方有了，还有葛根、桂枝、炙甘草、大枣、麻黄，总共十三味药。药味是比较多了些，但均有明确的选方用药指征，所以需要合用。

诊后，老张女儿送我回家，途中顺便取了药。她很担心地问我：“我爸这次有没有危险，能不能转院？”

“现在这么重，不能搬动，先赶紧服药，观察病情变化吧！”我补充说：“危险确实有。”

因患者病情危重，中药先开一剂，观察病情变化，随机灵动。

次日，也就是8月10日上午，他女儿给我打电话说：“田大爷，您给我爸开的中药吃完了，好多了，脑子清楚了，说话虽然含糊不清，但能听懂了，嗓子里有痰，但不那么呼噜呼噜响了，大便也通了，右半截身子还是不能动、冰凉，身子软的、没劲。你看还按昨天晚上开的方子吃行不行？”

“行了，就按那个方子再抓三剂。”我又说：“晚上我再去给他扎个舌针吧！”

三天后，8月13日晚上，我去给他扎舌针，扎完舌针后，他的右下肢能抬高半尺许，肌力达3级，右上肢肌力仍为0级，说话清楚，喉中痰鸣减轻多了。

观舌质暗淡，苔白厚腻，舌下脉络瘀曲，诊脉沉滑。腹诊：腹力3/5级，腹濡软无力，小腹凉。

守方去半夏厚朴汤，以治瘫为主，合用大续命汤，又开了三剂。

8月17日第四诊：病人诸症好转，神志清楚，言语清楚，喉中痰鸣更减少了，右侧肢体肌力好转，上肢为2级，下肢为3级。

8月15日，病人复查的肺部CT：考虑右肺上叶后段及下叶基底段小片渗出；小叶中央型肺气肿；右肺上叶多发小结节部分钙化；纵隔及两肺门旁多发肿大的钙化淋巴结；心包少量积液。

又守方开了七剂药。

8月24日五诊：患者病情稳定，可独立行走，右侧肢体肌力逐渐恢复，右上肢可抬到胸，手指可微微活动。

又守方开了十四剂中药。

【辨证解惑】

1. 中风简要概述

中风分为中脏腑、中血脉、中经络、阳闭阴闭以及脱证等，从业者应该作为基础常识了解，此处不赘述了。

中风神志昏迷的病人，应都属于中脏腑的范畴，中脏性命危。

脑梗死是西医的病名，脑干梗死在急性期是十分危险的。

2. 中风救治得失

十几年前，我在退休前当了近十年的心脑病科主任，经手了不少这样的危重病人，有不少患者没有救过来。

当时在病房里，遇此类病人，大多时候让主管大夫用清开灵注射液或生脉注射液，中药不敢开，心中无数，没法下手。

近年来学习经方后，按照六经辨证，方证对应，思路清晰。

此案患者，最初根据症状反应，依脏腑辨证为湿痰中阻的加味半夏白术天麻汤证，现在回想起来，应该是“风虚，头重眩苦极，不知食味”的《近效方》术附汤证。

当时凭经验选方用药，实践证明是错的，否则不会很快陷入阴证，发展成中脏腑的昏迷，以此作为警示教训。

3. 本案病机分析

本案依据腹诊“腹力 3/5 级，腹濡软无力，小腹凉”，病机定位在里虚寒证，其“精神萎靡，意识模糊，嗜睡，肢体冰凉，脉沉滑弱，舌淡苔厚腻”是阳虚阴盛之佐证。

因病人素体虚弱，外邪直中少阴太阴，邪陷于阴致阳虚寒盛，痰浊内生。其“嗜睡、昏迷”就是少阴病“但欲寐”的严重状态。阳虚阴盛，水饮不得温化，凝聚为痰浊，饮逆气滞结于咽喉，致喉中痰鸣似喘，进而上蒙清窍，神识昏蒙。

同时外感未解，水湿停滞经络，阻滞气机，束缚筋肉，致颈部僵硬，肢体废用。

治疗以真武汤温阳化阴为本，葛根汤发汗解肌，半夏厚朴汤行气化痰，仅一剂病危解。

4. 本案腹诊应用

患者腹力 3/5 级，腹濡软无力，小腹凉，符合真武汤腹象，其“脖子僵硬”正应葛根汤腹象，故合用之。

一般认为，真武汤是用于治疗头晕、心悸、身瞤、昏仆、气短、喘咳、腹痛、泄泻、水肿等病证的，葛根汤常治疗颈椎病、肩周炎、面瘫等病证，二方合用来治疗中风却鲜有报道。然而在《伤寒派腹诊》书中，就有真武汤合葛根汤治疗中风的腹诊内容。在稻叶克文礼著的《腹证奇览》一书中，真武汤证条文下说：“余屡用此方而获效。”

三、中风真性球麻痹，呛饮呛咳又呃逆

【诊疗实录】

患者姓赵，男性，52岁，于2014年12月3日前来就诊。

他家属详细介绍他的病情，说："我爱人在11月15日早晨去卫生间时，突然头晕，恶心呕吐，出汗，站不稳，赶紧去市某医院做了CT，大夫说：双侧基底节区右侧放射冠腔梗。经过治疗，症状没有缓解，还加重了，出现吞咽困难、饮水呛咳。第二日（11月16日），我们去了银川，在宁夏某医院又做了颅脑核磁，住院治疗头晕好转，仍吞咽困难，喝水、吃饭呛。"

说着她给我看了出院诊断：①急性脑梗死（右侧延髓背外侧）；②陈旧性脑梗死；③高同型半胱氨酸血症；④混合型高脂血症；⑤糖耐量异常；⑥脂肪肝；⑦胆囊炎；⑧胆结石。

他爱人又悄悄告诉我说："银川的专家说我爱人的病，位置不好，如果犯了，随时有危险，预后不好，让我们有个思想准备。"

我看了看病人，留置胃管，呛咳阵作。

我问他："你吃饭怎么样？吃饭、喝水呛不呛？"

他说："我不想吃饭，咽东西挺困难，喝水、吃饭呛，靠胃管灌流食，嗓子一痒就咳嗽。"

我接着又问："你心烦不？大便干不干？"

他说："心烦躁得厉害，大便干，便秘。"

我看了看他的舌头，舌质偏淡暗，苔薄白润，舌下静脉瘀曲；把了把脉：右脉沉弦滑，左脉弦。

我又做了腹诊检查，腹力4/5级，按上腹部痞硬，腹部饱满，腹肌紧张，左少腹压痛。

我当时考虑，这个病人主要是急性脑梗死（右侧延髓背外侧）引起的真性球麻痹，以头晕、呛饮呛咳、吞咽困难为主症，病人烦躁、便秘，结合腹诊，腹力4/5级，上腹痞硬，以及左少腹压痛，应该是少阳阳明合病夹瘀的大柴胡汤合桂枝茯苓丸方证。

处方：柴胡10g，桃仁10g，大黄10g，黄芩10g，姜半夏10g，枳实10g，白芍15g，桂枝10g，茯苓10g，石膏30g，牡丹皮10g，全蝎5g，三剂配方颗粒，水冲服，一日两次，每次一袋。

同时配合舌下九针治疗。

2014年12月5日二诊：患者心烦，吞咽略有好转，但又出现呃逆频作，遂改为以治瘀血引起的呃逆为主的大柴胡汤加苏丹桃方（唐容川《血证论》）。

处方：柴胡10g，大黄10g，枳实10g，黄芩10g，白芍10g，赤芍10g，姜半夏10g，苏木10g，桃仁10g，牡丹皮10g，三剂配方颗粒。

2014年12月8日三诊：患者仍大便干，便秘，呃逆，吞咽困难，呛饮呛咳同前，脉沉滑。守方加芒硝10g，玄参30g，火麻仁15g，一剂配方颗粒。

并外用：大黄10g，研磨成粉，醋调敷肚脐；丁香30g，泡酒500g，外涂脐中及小腹部。

2014年12月9日四诊：药后腹泻，一日三次，仍呛饮呛咳、呃逆如前，改服会厌逐瘀汤加味。

处方：生地黄15g，当归10g，郁金10g，石菖蒲10g，胆南星10g，全蝎5g，远志6g，桃仁10g，红花10g，桔梗10g，赤芍15g，枳壳10g，柴胡10g，牛膝10g，玄参15g，四剂颗粒。

2014年12月12日五诊：仍大便干结，便秘，呛饮呛咳、呃逆，又改服12月8日方，三剂配方颗粒。

2014年12月15日六诊：仍便秘，但呃逆、吞咽困难明显好转，能咽硬食，略有呛饮，心烦，寐差，舌苔薄白润，左脉沉弦涩，右脉弦滑。予大柴胡汤合会厌逐瘀汤加减。

处方：柴胡15g，黄芩10g，大黄10g，枳实10g，姜半夏10g，白芍15g，生地黄15g，玄参15g，桔梗10g，桃仁10g，当归10g，牛膝10g，瓜蒌15g，七剂配方颗粒。

2014年12月22日七诊：近日吃肉食后，呃逆又作，且频频发作，呃逆声响洪亮，大便好转，左脉弦滑。予大柴胡汤合桂枝茯苓丸加苏木。

处方：柴胡10g，大黄10g，枳实10g，黄芩10g，白芍10g，姜半夏10g，苏木10g，桃仁10g，牡丹皮10g，桂枝10g，茯苓15g，三剂颗粒。

2014年12月26日八诊：药后呃逆止，便秘解，已拔去胃管，可以进食进水。守方十四剂，调理巩固。

【辨证解惑】

1. 关于中风真性球麻痹

该患者脑梗位置在右侧延髓背外侧，延髓是我们的生命中枢，所以病情十分危险。呛饮呛咳、吞咽困难、呃逆频作是真性球麻痹所致，病危重，治疗颇为棘手。

针对瘀血结于会厌部的病机，过去曾用会厌逐瘀汤治疗，有一定的效果，但具体到这个患者，不是单纯的瘀血，为少阳阳明合病夹瘀。

《金匮要略》有“哕而腹满，视其前后，知何部不利，利之则愈”的明训。所以根据其症状，结合腹诊，以大柴胡汤合桂枝茯苓丸加减治疗，呃逆获愈。

2. 关于大柴胡汤、桂枝茯苓丸及其腹证

关于大柴胡汤、桂枝茯苓丸方证及其腹证，在“脑出血病兼肺炎，并发下肢静脉栓”篇有详细的论述，此处不予赘述。

3. 关于治疗呃逆的大柴胡汤加苏丹桃方类案

该方在唐容川《血证论》“呕哕”篇中记载：“有瘀血阻滞而发呃者，必见刺痛逆满之证，大柴胡汤加苏木桃仁牡丹皮治之。”这是唐容川通过临床实践总结出来的经验方。

我经临床验证，疗效确切，为后世治疗瘀热互结引起的呃逆找到了一个方向。多年来，使用该方，重复有效，为了便于记忆，我称之为“大柴胡苏丹桃方”。

上面说的是脑梗死真性球麻痹呃逆的案例，下面再介绍一个因脑出血致假性球麻痹呃逆频作，用大柴胡苏丹桃方治愈的案例。

患者姓问，男，73岁，以“脑出血（左脑内囊出血量73mL）假性球麻痹1周”住院治疗，于1998年1月25日找我会诊。

刻下症状：神呆迟钝，右半身瘫痪，呃逆连声不断，声音洪亮有力，心烦，口干苦，大便秘结，数日未便，舌红少津，舌裂纹松散，苔黄厚腻，脉弦滑。查体：右侧上、下肢肌力0级。

经中药、针灸、西药治疗，呃逆丝毫未减。

依据证候“心烦，口干苦，大便秘结，声音洪亮，舌红少津，苔黄厚腻，脉弦滑”，再结合脑出血，“离经之血即为瘀”之古训，辨六经属少阳阳明合病夹瘀。

患者因痰热瘀阻、胃气上逆而频发呃逆。用过旋覆代赭汤合黄连温胆汤，也合用过辛开苦降的半夏泻心汤，均无明显疗效。

仔细一想，我想我应该是忽略了主症：脑出血即是离经之血，离经之血也是瘀血。

又联想起唐容川《血证论·呃哕》中有“瘀血阻滞而发呃者，必见刺痛逆满之证，大柴胡加苏木桃仁牡丹皮治之，血府逐瘀汤亦主之”。

依《金匮要略》“哕而腹满，视其前后，知何部不利，利之则愈”之明训，选用大柴胡加苏木、桃仁、牡丹皮方治之，开了四剂。

四日后复诊：药后大便多且黏腻臭秽，服药次日，呃逆止，精神好转，诸症悉减。

再介绍一个脑梗死的病例。

患者李某，男，60岁，在我院康复科住院康复治疗，于2020年11月13日，在他爱人的搀扶下前来会诊。

他爱人说：“他得了脑梗二十五天了，一开始在市某医院看的，住院第三天，病情加重了，我们转院去银川某附院，现在好一些了，命是保住了，扶着也能行走了，就是吃饭喝水呛得厉害，说话说不清楚，右半身、腿和胳膊不由地抽动，右手有些抖动，健忘，记不住事。这是那两个医院的检查报告，我们听说你治这个病扎舌针效果好，请住院大夫下会诊，让我们找你会诊来了。”

我看了一下她递过来的检查报告：2020年10月19日我市某医院颅脑、胸部CT示考虑左侧颞叶脑梗死，左侧基底节区腔梗灶或缺血灶，右侧上颌窦黏膜增厚，左肺上叶舌段小片实变，两肺散在纤维条索，主动脉管壁钙化斑块形成，肝内钙化灶。2020年10月21日宁夏某医院腹部超声示脂肪肝；心脏超声示二尖瓣返流（轻度），左室收缩功能正常。2020年10月22日宁夏某医院颅脑磁共振平扫+弥散示左侧额颞顶枕叶、侧脑室旁及基底节区多发新鲜梗死灶，双侧侧脑室周围及半卵圆中心脑白质脱髓鞘改变，双侧筛窦炎。个人史：吸烟40余年，20～30支/日。

我又问他爱人："吃饭、睡觉、大小便怎么样？"

她说："吃饭、睡觉、大小便都正常，这些日子稳定了，不心烦了。"

我查看了舌、脉，舌苔白厚腻，舌下静脉瘀曲，脉弦滑。按了按肚子，腹力3/5级，脐上中下悸动，上腹、脐中、左少腹压痛。

处方：半夏10g，厚朴10g，茯苓15g，桂枝20g，桃仁10g，牡丹皮10g，白芍12g，苏叶10g，生姜10g，大枣10g，炙甘草5g，七剂，水煎服，一日一剂，分两次饭前温服。同时配合舌下九针治疗，每日一次。

2020年11月20日复诊：患者家属前来说："服药三天后，他再没有喝水吃饭呛。说话好一些了，胳膊和手也不抽动，不抖了，还是健忘。"效不更方，守方七剂，服法同前。

这个病如何辨证呢？

首先，该患者脑梗后失语、呛饮呛咳，结合腹诊，脐上中下悸动，其中脐下悸为"如豚之奔上冲于心"奔豚病的桂枝加桂汤方证，呛饮呛咳可视为气上冲咽喉的奔豚病。

其次，失语、言语不利就是咽喉不利的表现，舌苔白腻，结合腹诊，上腹压痛，脐上悸的腹象应该是太阴病的半夏厚朴汤方证。

患者善忘，右半身不由自主地抽动及右手抖动，结合舌下静脉瘀曲，以及腹诊的左少腹压痛，应该是久有瘀血的太阳阳明太阴合病的桂枝茯苓丸方证。

总之，六经辨证是太阳阳明太阴合病夹瘀，予桂枝加桂汤、半夏厚朴汤合桂枝茯苓丸。

四、脑出血病兼肺炎，并发下肢静脉栓

【诊疗实录】

那是2015年8月12日的晚上，我朋友老金的妻子打来电话诉说："我家老金，十天前突然头痛、头晕，右胳膊腿不会动了，打了'120'，住进了某脑病医院，急查了脑CT，大夫说是脑出血，出血量26mL。经过抢救治疗后，昨天清醒了，今天让我们转院到某中医大附属医院进行康复治疗。我们想让您给开点中药治疗，您看行不行？"

"可以，你说一下他现在的具体症状，"我说，"并用手机把他的舌苔照片发过来，同时再拍张掀开衣服的肚子照片一起发过来。"

"他现在是右半身不能动了，右下肢肿，说话不清楚，喝水呛，嗓子有痰，呼噜呼噜地响，痰不利，痰中带血，鼻子不通。"她继续说，"他还发热，体温38℃，口干苦，想喝水，心烦急躁，口臭，大便干结，小便黄的。"

我进一步了解到，患者是"左侧基底节－半卵圆中心出血"，从微信上看见他伸舌向右歪斜，舌苔黄厚腻干，我让家属把他舌头卷起来，看见舌下脉络瘀曲。

我嘱咐其家属，按照我的指示按压患者的肚子，看硬不硬、痛不痛。

"肚脐以上按上是硬满的，小肚子按上也是硬的，按腹时都有痛苦表情。"她还说，"老金做了肺部CT：双下肺下叶有炎症，胸腔积液。医生说有肺部感染，还在输液。"

这个病人也是我的一个朋友，过去经常来找我给他看病，我比较了解他的基本情况：62岁，体型偏胖，个子不高，平素吸烟，经常饮酒，是个地级领导干部。既往有高血压多年，血脂高，经常服降压、降脂药和阿司匹林肠溶片。他这次突发脑出血，病情还是比较危急的。

根据病人现有症状，该开个什么方子呢？

考虑病人口苦烦躁、大便干结、按上腹硬满痛苦，符合少阳阳明合病的大柴胡汤方证；小腹按之痞硬痛苦，又舌下脉络瘀滞，瘀血证俱，常用桂枝茯苓丸；又痰中带血、胸腔积液、苔黄厚腻，痰热证显，小陷胸汤为宜。

分析斟酌后开了大柴胡汤、桂枝茯苓丸合小陷胸汤加减。口干喜饮，加石膏清热泻火。痰甚苔厚，加鱼腥草、胆南星清热化痰。

处方：大黄 10g，黄芩 10g，枳实 10g，桂枝 10g，姜半夏 10g，胆南星 10g，瓜蒌 15g，石膏 45g，桃仁 10g，牡丹皮 10g，柴胡 15g，白芍 15g，黄连 10g，鱼腥草 15g，七剂，水煎服，日两次。

2015 年 8 月 20 日，他妻子来电话说：“我家老金服药后身体好多了，体温正常了，精神好了，头脑清楚了，大便不干了，痰也利了，也不咳嗽了，说话较前清楚了。仍夜间打呼噜厉害，嘴还干苦，心烦，大便一天一次，右半身仍然不能动，右腿肿得厉害了。”

今日复查 D- 二聚体定量 3827.4ng/mL，与一周前结果（D- 二聚体定量 7053.89ng/mL）对比明显降低了，又复查颅脑 CT 提示：左基底节 - 颞叶区脑血肿吸收期（较前吸收）。

因病人右下肢进一步增粗，这个医院的康复科医生建议复查了右下肢彩超，结果提示：右侧股总静脉反流（中度），右侧大隐静脉反流（轻度），右胫后静脉、腓静脉、小腿肌间支静脉血栓。

病人服药后诸症缓解，痰利咳止，故去小陷胸汤。

又查出下肢深静脉血栓，结合口干苦，苔黄腻，此为热盛炼津，血黏成栓，用四妙勇安汤清热生津、活血化瘀。

开了大柴胡汤、桂枝茯苓丸合四妙勇安汤，加黄芪益气运血。

处方：柴胡 15g，黄芩 10g，姜半夏 10g，枳实 10g，茯苓 15g，赤芍 15g，桃仁 10g，牡丹皮 10g，桂枝 10g，当归 10g，牛膝 10g，炙甘草 5g，大黄 5g，石膏 30g，黄芪 30g，玄参 15g，金银花 15g，七剂，水煎服，日两次。

针对下肢深静脉血栓，当地医院康复科的医生建议行滤网植入术，目的是避免深静脉血栓脱落引起肺栓塞，所以应先做手术，才能做康复治疗。

他们还邀请了中医外科大夫来会诊，那个大夫一听说患者是脑出血，就把开好的活血化瘀方子撕掉了，并说道：“还是手术吧！”

因病人自己害怕手术，想用中药保守治疗，没办法就要求出院了。出院后一直吃上次那个药方。

2015 年 9 月 21 日，病人转回到我们医院，想康复治疗。

也是因为下肢血栓，我院的康复科医生也主张先行右侧股总静脉滤网植入术，才能进行康复治疗。

患者家属拒绝植入术，仍选择继续口服中药治疗。

此后，我根据病情变化，以大柴胡汤、桂枝茯苓丸、补阳还五汤合四妙勇安汤加减化裁，患者病情逐渐好转，后来一直守方治疗。

老金因为半身不遂未得到及时的康复治疗，心情很烦躁，其女为缓解他的烦躁情绪，带去宁夏某医院复查。

2015 年 11 月 6 日的晚上，他妻子打来电话说："田大哥，告诉你个好消息，老金在宁夏某医院做了下肢血管 B 超，大夫说血栓没了，不用做手术了。"我听了很是高兴。

谁知他妻子"久病成医"，回来后带着老金马上在我院复查了 D- 二聚体定量，结果是 600ng/mL。自口服中药以来，D- 二聚体定量指标从 7000ng/mL 降至 3000ng/mL，再降至 600ng/mL，效果很好。

老金不仅下肢血栓消失了，而且还未进行康复治疗，失语也好了，右侧肢体功能也明显恢复，右上肢肌力 4 级，右下肢肌力 5- 级。

病人连续服中药近三个月，避免了滤网植入手术，从根本上解决了下肢血栓这个"定时炸弹"。

【辨证解惑】

1. 大医家们的不谋而合

这个脑出血的患者，让我一下子想起了 1964 年春节，我的邻居老太太不慎跌倒，引起脑出血偏瘫，当时有些意识模糊，偏瘫不能活动。

她家请了我的老师耿洪文先生诊治，开了三剂中药。我隐约记得处方有桃仁、桂枝、柴胡、大黄……同时患者吃了一粒安宫牛黄丸，也没住院，没用任何西药。老人服药后，次日清醒，家人又给服了一粒安宫牛黄丸，病情稳定。

老师把他的针灸包留下，嘱咐我给病人扎了十五天针。这是我第一次学用针灸治病，病人完全康复，我很有成就感。

近年来，通过学习经方了解到，胡希恕先生针对中风急性期，也擅用大柴胡汤合桂枝茯苓丸加石膏方。这让我更加确定，老师耿洪文先生当时的处方，应该也是大柴胡汤合桂枝茯苓丸的加减。大医家们的不谋而合，提示此合方应为治疗脑血管病之常用方、效验方。

2. 关于大柴胡汤、桂枝茯苓丸、小陷胸汤、补阳还五汤和四妙勇安汤

大柴胡汤治疗少阳阳明合病的里实热证，在《金匮要略》有“按之心下满痛者，此为实也，当下之，宜大柴胡汤”的条文，故其应用指征是“按之心下满痛。”

桂枝茯苓丸是一个祛瘀降气平冲的方剂，胡希恕先生常用此方与大柴胡汤合用，治疗心脑血管病，气逆、心悸、胸痛症状，称该合方为最常用的良方，应用机会很多。

小陷胸汤治痰热结胸，咳喘胸痛，或按之心下满痛，凡胸膈胀满而心下结痛，即可用之。

四妙勇安汤是《验方新编》的方子，玄参三两，当归二两，金银花三两，甘草一两，水煎服。功能：清热解毒，活血止痛。治热毒型脱疽，患肢皮肤黯红而肿，溃烂疼痛，一说治疗湿热型血栓闭塞性血管炎。

补阳还五汤出自王清任《医林改错》，方中以黄芪量独重为特点，以补气为主，配合活血化瘀药，常用于治疗脑血管病后遗症，是治疗中风后遗症的名方，以“肢体无力、口角流涎、二便失禁，舌暗脉细”为应用指征。

3. 相关腹证

大柴胡汤腹证：腹力中等度以上，充实按痛，一般多在上腹部按压痞硬疼痛，胸胁苦满状（上腹按压饱满，还可有腹直肌拘紧、挛急）。单纯右上腹部痞硬也是大柴胡汤的腹证。

小柴胡汤证也有心下痞硬，但无实满。

心下痞也是用人参的指征，如半夏泻心汤方证。

此外，小陷胸汤腹证也有心下痞硬按痛（心下有物，按之即痛），临床上注意区别应用。

桂枝茯苓丸腹证：腹力中等度左右（腹力 3/5 ～ 4/5 级），大多数在脐旁、下腹部或左右少腹部有按痛，按压少腹充实有硬块。

4. 关于出血、瘀血、活血

案中涉及颅内出血、下肢瘀血、治疗活血，比较难以理解，但也不相矛盾。

古有“离经之血即为瘀”之说，《血证论·瘀血》曰：“世谓血块为瘀，清血非瘀；黑色为瘀，鲜血非瘀。此论不确。盖血初离经，清血也，鲜血也，然既是离经之血，虽清血鲜血，亦是瘀血。”不以血之清浊论瘀，只以离经而有害之血为瘀，此因“凡系离经之血，与荣养周身之血已睽绝而不合……此血在身，不能加于好血，而反阻新血之化机”。故唐氏有“瘀血不去，新血不生”之论断。

所以临床治疗出血病证，不能见血就止，而应不忘活血。

本案脑出血，亦合乎离经之血，便为瘀血废血，治当活血祛瘀生新。

案中下肢静脉血栓，更是瘀血之实，治宜活血化瘀。若瘀血久而不去，反而易发生出血，正如同“水道不通，水溢管外”之理。

故应果断而及时地活血，不仅病情迅速缓解，更避免了滤网植入手术。

本案再次证实：中医不是慢郎中，辨证应用，屡出奇迹！

五、肌张力高脑梗死，手足拘挛肩背痛

【诊疗实录】

患者杜某，男性，56岁，在我院康复科住院，于2022年2月25日，他爱人用轮椅推着他前来就诊。

我看他左半身肢体拘急。

他爱人说："他得了脑梗两个多月了，左半身活动不利，自己不能行走，大夫说他肌张力高，左胳膊、左手、左腿都僵硬，抽得厉害，脖子也僵，扭头脖子僵痛，左肩背抽痛，早上起来，手、腿都僵、抽、紧，喝水有时呛，口干苦，有口气，还流清鼻子，心烦，焦虑，有时心慌，半夜易醒，这是以前住院的检查单，你看一下。"

颅脑核磁示：右侧基底节区及侧脑室体旁亚急性期脑梗死；脑内多发缺血性白质病变（改良 Fazekas scale1 级）；血管周围间隙扩张。颅内 MRA：右侧椎动脉走行纤细（2021年12月13日）。

我问他："你还有哪难受了？吃饭怎么样？大小便怎么样？身上出汗不？"

他说："我吃饭还行，大小便也正常，主要就是左半拉身子抽，僵硬难受，不出汗。"

我查看舌苔、脉象，舌正苔薄白腻，舌下静脉瘀曲，右脉弦滑，左脉沉滑弱。按了按肚子，腹力3/5级，上腹、左少腹压痛。

这个病如何辨证呢？

首先，这是个中风患者，主要表现为左半身肢体拘急抽紧，肌张力高，而且颈僵及左肩背抽痛，应该是风湿困表、湿阻营卫，湿郁化热，血脉受阻的太阳阳明太阴合病的《千金》三黄汤方证。

其次，喝水有时呛，舌下静脉瘀曲，结合腹诊左少腹压痛，应该也是太阳阳明太阴合病夹瘀的桂枝茯苓丸方证。

六经辨证是太阳阳明太阴合病夹瘀。

予《千金》三黄汤加牡蛎合桂枝茯苓丸。

处方：麻黄 10g，独活 8g，细辛 4g，黄芪 10g，黄芩 6g，牡蛎 15g，茯苓 15g，白芍 15g，牡丹皮 10g，桃仁 10g，桂枝 10g，七剂，水煎服，一日两次，温服。

2022 年 3 月 4 日二诊。他爱人说："他的肌张力高好一些了，挺明显的，以前吃了很多药，都没有这次服药效果明显，还是左半身僵抽紧，半夜易醒，心烦、心慌减轻了，流鼻涕减轻了，脖子还是僵，手能屈，不能伸展。"

舌苔薄白腻，舌下静脉瘀曲，右脉弦滑，左脉沉滑弱，腹诊：上腹不痛了，仍痞满，左少腹仍压痛。

效不更方，守方七剂，服法同前。

2022 年 3 月 11 日三诊。他爱人说："都好一些了，前天出院了，左手僵紧抽好转了，肌张力降下来些，焦虑、心烦好多了，还有些流鼻涕，嘴里有口气，脖子还是僵，早上起来左半身、手、腿僵，喝水还是有点呛。"

我看舌、脉、腹诊同前，守方加石膏 30g，生姜 10g，大枣 10g，炙甘草 5g，葛根 15g，十四剂水煎服，服法同前。

2022 年 3 月 28 日四诊。他爱人说："都好转一些了，能自己行走了，还有些焦虑、心烦，流清涕，扭头时脖子僵痛，早上口干苦，有口气，左肩背疼，口疮还没好，还有手癣。"

我看舌脉，以及腹诊同前，守方加连翘 15g，十四剂水煎服。

2022 年 4 月 20 日五诊。他爱人说："都好转了，肌张力高减轻多了，脖子僵痛减轻了，左肩、后背疼减轻了，焦虑、心烦、心慌好了，流鼻涕也好多了，右侧面部有些麻，手癣脱皮，早上还有口苦。"

我看舌、脉、腹诊同前，守方十四剂水煎服。

【辨证解惑】

关于《千金》三黄汤及类案

《金匮要略·中风历节病脉证并治》附方："《千金》三黄汤，治中风手足拘急，百节疼痛，烦热心乱，恶寒，经日不欲饮食。"

冯世纶先生认为"本方证的形成，因风湿困表，血脉受阻故手足拘急、一身关节俱痛，湿郁化热上扰则烦热心乱，湿阻营卫不利故恶寒，湿阻于里，胃气被困故不欲饮食”（《解读张仲景医学·经方六经类方证》）。

清·徐忠可云：“此风入营卫肢节之间，扰乱既久，因而邪袭肾府，手足拘急，阳不运也，百节疼痛，阴不通也。烦热心乱，热收于心也，恶寒经日，不欲饮食，肾家受邪，不能交心关胃也。故以麻黄通阳开痹，而合黄芪以走肌表，合黄芩以清邪热。独活细辛专攻肾邪为主。”清·陈修园《金匮要略浅注》谓：“心热加大黄二分，腹满加枳实一枚，气逆加人参三分，悸加牡蛎三分，渴加栝蒌根三分，先有寒加附子一枚。”

该患者左半身肢体拘挛僵紧就是“手足拘急”，颈及肩背部疼痛就是“百节疼痛”，焦虑、心烦、心慌就是“烦热心乱”的表现，所以应该是风湿困表，湿郁化热，营卫不利，导致血脉受阻的太阳阳明太阴合病的《千金》三黄汤方证，因其有心慌，也就是心悸，加了牡蛎，除烦止心悸。肌张力高的手足肢体拘急痉挛，中风病人较常见治疗颇为困难，由于湿邪阻滞肌肉，迁延难愈。

下面再介绍一个中风肢体拘急痉挛的病例。

牛某，男，65岁，于2017年12月25日就诊，患者左上肢僵硬、左手间断性颤抖2年，加重10天，伴颈项僵硬，舌僵，语言謇涩，口角流涎，头闷，口干苦，大便三日一行。舌暗红，苔白腻，舌下静脉瘀曲，脉弦滑。腹诊：腹力3/5级，上腹痞硬，左少腹条索状硬结，右少腹压痛，小腹充实。既往脑梗史5年，帕金森病史2年。

依据腹证，辨证为阳明病夹瘀证，予大黄牡丹皮汤加味。

处方：桃仁10g，牡丹皮10g，冬瓜仁15g，大黄10g，芒硝10g，葛根30g，薏苡仁30g，七剂，颗粒冲服，每日两次，每次一袋。

2017年12月29日二诊：服药后明显好转，左上肢僵硬及颈僵大减，左上肢颤抖减轻，仍流涎，午后头闷，口干苦，大便一日一次，舌暗红，苔白腻而干，腹诊：上腹痞硬，左少腹按压充实有硬块，右少腹无压痛。依据腹诊改为大柴胡汤合桂枝茯苓丸加味。

处方：葛根30g，桂枝10g，薏苡仁30g，白芍30g，牡丹皮10g，柴胡15g，黄芩10g，姜半夏10g，大黄10g，枳实10g，桃仁10g，茯苓15g，石膏30g，七剂，颗粒冲服，每日两次，每次一袋。

2018年1月6日三诊：诸症减轻，守方续服，调理巩固。

六、老年痴呆帕金森，独言独语头摇摆

【诊疗实录】

患者甄某，女性，80岁，2022年4月11日在她小儿子的陪同下前来就诊。

老人面色萎黄，比较消瘦，行走蹒跚，迈小碎步，慌张步态。坐下后脖子不停地左右来回摆动，神情呆滞，不言语。

她儿子说："我母亲在某医院确诊帕金森三年多了，说是还有老年痴呆、焦虑症、抑郁状态。脑子有些发痴，反应迟钝，平时不爱跟人说话，自己却一个人自言自语，有时不停地叨叨说话，听不清说了什么，脖子僵硬不停地来回摆动。吃上西药（利培酮片、艾地苯醌片）脖子摆动和自言自语好一点，停药则加重了，经常便秘，靠吃乳果糖口服液通便，还有夜尿频繁，睡不着觉，走路迈腿有些僵硬，迈不开步，容易摔倒。"

我看了看舌、脉，舌质偏暗，苔薄白，舌下络脉瘀滞，脉沉滑弱。按了按肚子，腹凹，腹力2/5级，濡软无力，左、右少腹压痛。

这个病应该如何辨证呢？

首先，这是老年痴呆和帕金森综合征，结合患者的脖子僵，左右来回摆动，加之独言独语，使我想起了《金匮要略·中风历节病脉证并治》"治病如狂状，妄行独语不休"的太阳阳明合病兼血虚血瘀的防己地黄汤方证。

舌下络脉瘀滞，加腹诊的左、右少腹压痛，应该是太阳阳明合病夹瘀的桂枝茯苓丸方证。

予防己地黄汤合桂枝茯苓丸。

处方：生地黄35g，桂枝20g，防己15g，防风20g，炙甘草10g，茯苓15g，桃仁10g，牡丹皮10g，白芍10g。七剂，配方颗粒，一日两次，每次一袋，温水冲服。

2022年4月18日二诊：老人没有来，她的小儿子来了，他说："我母亲的病好多了，自言自语减轻多了，头和脖子来回摆动次数减少了，偶尔摆动一下，便秘好了，睡眠好了，再继续吃上次开的药吗？"

我说："可以。"

守方开了十四剂配方颗粒。

【辨证解惑】

关于防己地黄汤及类案

《金匮要略·中风历节病脉证并治》篇中"防己地黄汤，治病如狂状，妄行，独语不休，无寒热，其脉浮"。

大塚敬节解读"防己地黄汤，治疗如精神病样，不停地出现荒唐反复的动作，自言自语"。其认为"妄行独语是胡言乱语荒唐的行为"。妄行是"不停地出现荒唐反常的动作"。

该患者脖子僵硬，头不停地来回左右摆动，就是"妄行"表现出的症状。古人说的"妄行"，"妄"是"胡乱"之义，"行"有"行动"之义，"行"，动也。《古汉语常用字字典》，可见"妄行"即"乱动"也。

冯世纶教授认为该方"桂枝、防风、甘草辛温解表，防己苦辛平，治'寒热诸疾'，生地黄量独重，用于养血清热，止妄行，独语不休。可知本方用于血虚里热重而表热轻者，即太阳阳明合病兼血虚血瘀证。"（《解读张仲景医学·经方六经类方证》）

该患者脖子僵硬，不停地左右来回摆动，自言自语，应该是太阳阳明合病兼血虚血瘀的防己地黄汤方证。

下面再介绍一个帕金森综合征病例。

2019年11月9日，星期六，我在家休息，朋友王先生的儿子给我打来电话，说他父亲昨日在小区行走时失控摔倒，想来找我给他看看。上午十时许，王先生在他儿子的搀扶下来到我家。

这位王先生，73岁，两年前曾患脑梗，恢复得不错，没有留下后遗症。观其舌苔薄白腻略干，舌下络脉瘀滞，脉沉滑。

据其自己所说，他哪儿也不难受，交谈期间，我发现他一说话就口齿不清，并伴有苦笑，面部表情呆滞，我心想这不就是强哭强笑吗？

他儿子介绍病情说："我父亲近半年来，走路迈不开步，小碎步行走，昨天在小区活动锻炼时，走着走着控制不住，腿不由他，收不住脚步，他看周围也没有可以抓的和可扶着的东西，心慌着急想要趴下，结果一趴就摔倒了，把面部口颊都擦伤了。"

我又问了他一些相关症状，二便等情况，说都没有异常，血压、血糖、血脂都正常。

随后我给他进行了腹诊检查，腹力4/5级，腹满充实，按压到左少腹时疼痛明显，并且有硬结条索状的感觉，这是典型的桃核承气汤方证的腹象。

我对他解释说："根据'面具脸、强笑、慌张步态'的表现，你可能是帕金森综合征。依据腹诊的结果，咱们先服三剂桃核承气汤看看吧，观察观察疗效。"

于是我开了三剂桃核承气汤，方药是桃仁10g，大黄20g，桂枝10g，芒硝10g，炙甘草10g。并告诉他的儿子说："服药后可能会腹泻，一日多次，也可能会出现便血，这些情况都是服药后的正常反应，不必慌张。"

四天后，他儿子带王先生来门诊复诊，我见他走路也正常了，能够迈开步了，说话也清楚了，也没有苦笑了。他说他的病好了，不用吃药了。

我又给他按了一下肚子，左少腹压痛明显减轻了，于是守方开了三剂桃核承气汤。

几天后，他的儿子打电话说："我父亲说他的病彻底好了，不想吃药了。"

于是我让他买桂枝茯苓丸长期服用，以巩固疗效。

对于帕金森综合征，日本汉方医学家大塚敬节曾"试用过小承气汤合芍药甘草汤，有效。有病人肌肉僵硬，不能系鞋带，服药后变得能够自己系鞋带了。近来也使用抑肝散加芍药、厚朴在发病一两年左右的场合，肯定有效，但对病程5年以上者难以起效。"

帕金森综合征，是老年脑血管病中的常见病，多伴有脑梗后遗症、脑白质脱髓鞘改变、皮质下动脉硬化性脑病、小脑萎缩、脑血管性痴呆等，此类患者治疗比较困难。过去常按肾虚痰浊血瘀辨证，这种辨证思维在临床上有些效果，但收效很慢，难以痊愈。近年来使用经方辨证，结合腹诊诊断，疗效显著提高。

七、颃咽管瘤尿崩症，头痛头晕眼模糊（附脑梗死案）

【诊疗实录】

一个姓张的女性病人，49岁，巴彦淖尔市乌拉特前旗农村的农民，在她爱人姐姐的陪同下，2020年12月27日慕名前来就诊。

她爱人的姐姐说："我弟弟最近意外出事了，对她的打击很大，她可能是伤心过度，整天也不说话，就躺着，好像抑郁了。她主要是还头痛得厉害，以前就有头痛病，只是一年偶尔发作一两次，这次头痛，持续痛了二十多天。打听到您这儿看得好，我们就过来了，您看用不用先做个核磁检查？"

患者郁郁寡欢，沉默懒言，精神不振，面色发暗，身体偏胖。

我问她："你除了头痛，还有哪儿难受呢？"

她说："我现在头晕，眼困，看东西模糊（大概二十多米远处，只能看到大门），脖子酸困，脊背凉，口干想喝水，喝水多也不解渴，喝了就小便，小便次数多，尿量也多，有时脸上一阵一阵发热，热起来全身出汗，手心也热，胃憋、胃烧，想吃凉的，不想吃饭，小腿凉，脚也凉，有时脚底板转筋（痉挛抽筋），大便稀的、不成形，很长时间了一直睡不着觉，心烦意乱，坐卧不安。"

她又补充说："我以前得过胆结石，手术快六年了，绝经一年了。"

我查看了一下舌、脉，舌苔白腻，舌下静脉瘀曲，脉弦滑，右手更甚。

我按了按她的肚子，腹力4/5级，上腹痞满压痛，左少腹压痛。

这个病如何辨证呢？

首先是丈夫意外伤亡，悲伤过度，抑郁，表现出沉默寡言，喜吃凉食，又有不想吃饭的"意欲食，复不能食，常默然"，还有心烦意乱，坐卧不安，"欲卧不能卧，欲行不能行"，应该是百合病。百合病"病形如初者，百合地黄汤主之”，又有口干想喝水，喝了也不解渴，“百合病，渴不差者，瓜蒌牡蛎散主之”的方证。

其次，患者胃胀、胃烧、不想吃饭、面部烘热汗出、手心热，结合腹诊，腹力4/5级，上腹痞满按痛，应该是少阳阳明合病的大柴胡汤方证。

患者久患头痛，胆结石术后，绝经，舌下静脉瘀曲，结合腹诊的左少腹压痛，应该是太阳阳明太阴合病夹瘀的桂枝茯苓丸方证。头痛甚加川芎，活血化瘀止痛；加石膏清阳明热治头痛；胃烧、心烦、不寐、卧不安加栀子厚朴汤，以解烦热、除胀满，以助安眠。

此病可看作是《金匮要略》中的百合病，辨六经为三阳太阴合病夹瘀，予大柴胡汤、桂枝茯苓丸、百合地黄汤加减。

处方：百合30g，生地黄30g，天花粉15g，牡蛎30g，柴胡15g，黄芩10g，桂枝10g，桃仁10g，牡丹皮10g，茯苓15g，白芍12g，川芎10g，石膏30g，枳实10g，姜半夏10g，焦栀子10g，厚朴10g，十四剂，配方颗粒，开水冲服，每次一袋，一日两次。

为了满足患者的要求，同时开了头颅增强磁共振检查。

次日，核磁检查的报告出来了，诊断意见：鞍上区占位性病变，考虑颅咽管瘤（垂体及视交叉受压，大小约为2.0cm×3.0cm×2.4cm）。

她的亲戚拿着核磁片及报告，到市人民医院咨询手术，对方答复是因为此颅咽管瘤的位置不好处理，风险大，建议去北京某医院手术。

此时正值北京新冠肺炎的高发期，担心住不了院，她们商议后，决定先吃中药看看，等疫情过后再说手术的事。

2021年1月8日复诊，自述：“药后头痛明显减轻了，心不烦了，睡眠也好了，背怕凉好多了，仍然眼花眼糊，视物不清，看不远，只能看到院子的大门（约二十米），仍足凉。”舌苔薄白腻干，舌下静脉瘀曲，脉弦滑。腹诊：腹力4/5级，仍上腹痞硬，左少腹按痛，脐下按痛。

考虑到百合病的症状消失了，也没有心烦、烦热不安，睡眠也好了，原方去掉百合、生地黄、天花粉、牡蛎、栀子、厚朴。由于视力模糊加重，可能与肿瘤压迫视神经交叉部位有关，结合腹诊的脐下按痛，为血虚有湿邪太阴病的当归芍药散方证，在原方的基础上改茯苓30g，加苍术15g，泽泻15g，当归10g，酒大黄10g，开了二十八剂，配方颗粒，服法同前。

此后病情稳定，让她的乌海亲戚反馈病情变化，又开了十四剂药，给她快递寄药。

在2021年2月18日她来电话说：“头痛好多了，视力也好多了，以前只能看见院子的大门，现在能看见报纸的字了，就是体重增加了不少，身高是163cm，体重原来80公斤，最近增加到88公斤。”

2021年3月5日复诊，她说：“我头痛好多了，两太阳穴痛明显减轻，偶然有头左侧向下窜痛，脖子困，睡觉好了，视力好多了，前些日子体重增加快，最近吃中药以后体重不增加了，以前偶尔胃疼，现在胃也不疼了，口干苦也减轻，仍然想喝水，容易饿，能吃饭，双手手指有手癣、干裂、起皮，再就是走路走得多了，双小腿、双足踝肿。我今日到妇科取了绝育环。”

我看她的舌苔白腻而干，舌下静脉瘀曲，脉弦滑。

我又让她复查了磁共振检查：复查结果同前，没有变化。由于病情好转，效不更方，又守方开了二十八剂配方颗粒。

以后，断断续续由她的亲戚代开药。

到9月24日复诊，她说：“我由于疫情不便来诊，停了半个月药，现在仍然容易饿，能吃。体重维持88公斤，没有增加，口干稍苦想喝水，尿量多，烘热汗出，服药后有些恶心，睡觉好，汗多，眼干涩，走路多了，仍小腿肿、足踝肿。”

我看看舌、脉及腹诊，舌苔白腻而干，右脉弦滑，左脉沉弦。腹诊：腹力5/5级，上腹痞硬压痛，脐中压痛，左少腹压痛，小腹压痛，小腹充实，小腹凉。

我结合腹诊，上腹痞硬压痛，口干喜饮，易饥能食，烘热汗出，应该是少阳阳明合病的大柴胡汤方证；脐中按痛，眼干涩，小腿肿，足踝肿，是血虚有湿邪太阴病的当归芍药散方证；左少腹按痛是有瘀的桂枝茯苓丸方证；小腹按痛、充实是下瘀血汤方证。

处方：柴胡15g，酒大黄10g，枳实10g，黄芩10g，姜半夏10g，白芍12g，桂枝15g，茯苓15g，泽泻30g，炒土元（代替虻虫）6g，桃仁10g，牡丹皮10g，苍术15g，当归10g，川芎10g，二十八剂，配方颗粒，服法同前。

2021年12月13日又来复诊，她说：“我现在精神真好了，能吃能睡，跟好人一样了，因为疫情核酸检查，我嫌麻烦，没有来，停了两个月的药，还是容易饿，能吃饭，口干苦好多了，想喝水，不恶心了，汗出减少，走路多了，腿也不肿了，眼不干涩了，大便还是干，睡觉好，一觉睡到早上六点钟，月经没有了，绝经了，体重还是88公斤，没有增加。”

我看了一下舌苔，舌苔白腻而干，舌下静脉瘀曲；脉象：右脉弦滑，左脉沉弦。腹诊：腹力4/5级，上腹痞满，左少腹压痛，向左外侧放射，小腹充实压痛。

患者症状都在减轻、好转，我只好依据腹诊，小腹充实压痛，以及左少腹压痛，仍是阳明病夹瘀的桃核承气汤方证，考虑到病久为沉疴痼疾，用桃军丸治之。

处方：大黄200g，桃仁100g，桂枝100g，芒硝120g，荞麦面100g，上五味药，研成细末，炼蜜为丸，每日两次，每次一丸。

《伤寒派腹诊》谓：“此方若不持久服用，则不能起沉疴，故为丸也。”

2022年1月19日复诊，她说：“我感觉都正常了，近日有些心情不好，生闷气，一碰到亲人就容易哭，一哭就头晕，吃饭香，能吃，体重仍然88公斤，再没有增加，视力正常，怕凉，生气则手发胀，出汗，仍口干，想喝水。”

我看了舌、脉，舌苔薄白腻而干，舌下静脉瘀曲，脉弦滑。又做了腹诊：腹力5/5级，腹满，小腹满而充实，小腹压痛。

依据症状“心情不好，容易哭”，酷似“妇人脏躁，喜悲伤欲哭，象如神灵所作，数欠伸”的甘麦大枣汤方证。

然腹诊“腹力5/5级，腹满，小腹满而充实，小腹压痛”，显然属阳明里实证，不符合甘麦大枣汤之太阴补虚方证。当属“少腹当硬满，小便利者”，“瘀热在里”的阳明病抵当汤方证，瘀血也常使人精神心理异常，如“其人如狂，其人发狂，其人喜忘”。

处方：水蛭6g，桃仁9g，大黄9g，炒土元（代替虻虫）6g，二十八剂，配方颗粒，每次一袋，一日两次，温水冲服。

患者同时复查增强磁共振，下午报告示：考虑鞍上颅咽管瘤［大小约1.6cm×2.5cm×2.1cm（左右×前后×上下）垂体柄受压移位，视交叉受压前移，乳突体轻度受压后移］。与前片对比，显然缩小了。

2022年2月3日，她来电话说：“田主任，我吃这次药拉得厉害，因吃药胃痛，加上过年就停了几天药，吃上次的药（桃军丸）后感觉挺精神，还吃了上次的那个药丸（桃军丸）可以不？”

我说：“可以的，就换成上次的那个药吧（桃军丸）。”

2022 年 2 月 15 日，她来电话说：“我现在视力正常了，喝水减少了，小便正常，上次因为吃 1 月 19 号的药后胃疼，觉得服用丸剂（桃军丸）舒服，现在我把两种药隔日交替服用呢，我觉得都挺好的，也不难受了，身体开始变瘦了，穿的衣服也比之前宽松了。您看我还是这两个方子交替服用吗？”

我告诉她：“现在你的身体挺好的，就按现在的服药方法，继续服药吧。”

【辨证解惑】

1. 关于颅咽管瘤

颅咽管瘤是位于鞍区或鞍旁区的生长缓慢的中枢神经系统良性肿瘤，患者可出现头痛、视力损害和由中枢性尿崩症导致的多饮多尿等症状，常导致内分泌功能低下，如甲状腺功能减退、直立性低血压、身材矮小、尿崩症、阳痿、闭经等，但少数情况下也可能出现部分内分泌功能的亢进，如儿童性早熟、成人肥胖等。肿瘤还可能压迫视交叉引起视觉障碍，有可能出现偏盲等。当肿瘤体积增大到一定程度产生的占位效应阻塞了室间孔、第三脑室或导水管后可引起继发性脑积水，患者可出现头痛、恶心和呕吐等颅压高的症状。（以上是查到的有关资料，与患者的病情基本吻合）。

据阅读核磁片的专家说：“该患者肿瘤偏大，压迫在乳头体上，乳头体分泌抗利尿激素，压迫部位导致分泌的抗利尿激素变少，通过那个垂体、肾上腺这个轴，就会引起这个尿崩症，患者眼压高、视物模糊，甚至偏盲，由垂体柄、视神经、视交叉受压后影响。”

由此可见，患者初诊时，头痛、头晕是肿瘤压迫的颅压高症状，口渴、尿多，多是尿崩症的表现；视力模糊是由视交叉受压引起的；肿瘤压迫引起的内分泌功能障碍使其体重增加、肥胖、闭经。

2. 关于桃军丸及类案

桃军丸即桃核承气汤方去甘草加荞麦。

“桃军丸略方：大黄十钱，芒硝六钱，桃仁、桂枝、荞麦各五钱，上五味研细末，炼蜜为丸，此方若不持久服用，则不能治沉疴，故为丸也。”（《伤寒派腹诊·腹证奇览》）

日本汉方家稻叶克文礼在《腹证奇览》认为桃核承气汤的腹诊“少腹急结而上冲且恶血深，患诸种久病者，多有此证。不拘泥于各种病名，只着眼于此腹证，重用本剂，以攻其少腹急结之病邪……连年累月之痼疾，未可不治也。”

该书又说：“经文云：‘但少腹急结者，乃可攻之。’余按：‘以此十字之句为天然自得之腹证，教以祛病邪之妙术是也。然如此之事，皆为余游历诸州二十余年间，门人以此腹证治愈病者，常不胜数’。”

桃军丸之腹证，即桃核承气汤的腹证，对“连年累月之痼疾，宜缓攻，须以丸攻之。”

桃军丸在《伤寒派腹诊》中有记载，“多年偏瘫用之有效”，并记载病例：“当年翁患半身不遂，以诸方治之以愈过半，未尽痊愈，于是深按脐下之腹底有急结之物，乃用本方作丸剂攻之，病瘳。”

下面再介绍一个桃军丸治脑梗死的病例。

患者张某，男，57岁，内蒙古乌拉特前旗西小召村的农民，2018年4月11日前来就诊。

患者形体壮实，面色发暗，右侧面瘫，行走不稳，自述：“四天前，我喝酒后受风了，嘴就歪了，走路也不稳，觉得全身无力，老忘事，口干想喝水，小便次数多，第二天去医院做了核磁检查，报告（2018年4月8日）：新发桥脑腔隙性梗死。”

我查看了舌苔、脉象，舌苔薄白腻，舌下静脉瘀曲，脉弦滑。做腹诊检查，腹力5/5级，上腹痞硬压痛，脐左旁、左少腹痞硬压痛。

依据腹诊，六经辨证是太阳阳明合病夹瘀，我便开的桃核承气汤。

处方：大黄20g，炙甘草10g，桂枝10g，桃仁10g，芒硝10g，六剂，配方颗粒，早、晚饭前开水冲服，同时配合舌针治疗。

2018年4月19日二诊：自述服药后走路正常，平素双侧肩胛酸困疼痛，双膝怕凉，面瘫好了，要求带药，回家治疗。

我看患者病势渐消，遂改为大柴胡汤、桂枝茯苓丸合桂枝汤加葛根方。

处方：柴胡15g，桂枝10g，葛根30g，白芍15g，黄芩10g，姜半夏10g，桃仁10g，牡丹皮10g，大黄10g，枳实10g，石膏30g，茯苓15g，苍术15g，生姜10g，大枣10g，炙甘草5g，十四剂，配方颗粒，一日两次，开水冲服。

2018年5月9日三诊：自诉药后诸症减轻，肩背不疼了，唯有视力差，视物模糊，舌苔白腻，脉弦滑。腹诊：腹力4/5级，脐中按痛。

脐中压痛为太阴病夹湿的当归芍药散腹象。

守方去葛根、生姜、大枣、甘草，加当归10g，川芎10g，泽泻15g，二十一剂，配方颗粒，一日两次，开水冲服。

2018年5月31日四诊：自诉自觉好了，唯有头闷不清，其他没有难受之处，腹诊检查：腹力4/5级，左少腹压痛有条索状硬结。

本为桃核承气汤方证，但考虑为痼疾，意取缓图，故改为桃军丸方。

处方：大黄200g，桃仁100g，桂枝100g，芒硝120g，荞面100g，上五味，研细末，做成蜜丸，每服一丸，一天两次。

2018年6月11日他打电话说："头闷明显减轻了，精神好多了，用不用再继续吃药了？"

我说："你继续服用桃军丸调理吧。"

2022年2月7日他陪家属前来看病，他说："三年来身体无碍，化验血脂、大生化都正常。"

八、面肌痉挛病难治，面部抽搐目瞤动

【诊疗实录】

患者韩某，女，60岁，2016年8月22日就诊。

患者右侧面部尤以右眼周围肌肉瞤动不已、频发抽搐半年。于多家医院就诊，多诊断为面肌痉挛。西医常用卡马西平等镇静药物控制症状，副作用较大，且疗效不尽如人意。

患者每因着急、着凉而发作或加剧，曾求治于多位中医，众医予多方（据说多方内均含有天麻、钩藤、全蝎、蜈蚣、羚羊角等平肝息风药）治疗，效果甚微。

后经人打听，今求诊于我，见患者右侧面部及右眼下部肌肉不自主、无节律频繁抽搐、抖动。

她说道："我这个病最初因为生气开始发作的，以后每次一遇紧张，或者受凉就加重。"

患者平时容易紧张，心烦急躁，不易出汗。

我查看舌脉，舌质偏暗，苔白腻干，舌下脉络瘀滞，脉沉弱。

腹诊：腹力3/5级，腹平软，脐右旁、右少腹按痛。

这个病该如何辨证施治呢？

首先主症是面部肌肉抽搐、瞤动，应视为局部肌肉的挛缩，结合受凉加重且无汗，考虑为太阳病之"项背强几几，无汗恶风"或"口噤不得语"的葛根汤方证，是因为肌表停湿停水、阻滞气机、筋脉失养而引起的"筋惕肉瞤"。

其次因病久，瘀血内阻，结合脐右旁及右少腹按痛，舌质暗，舌下脉络瘀滞，苔白腻干，应该是桂枝茯苓丸方证。

另外，患者乃老年女性，平素心烦急躁，易紧张，且每因紧张生气引起或加重面肌痉挛，需以甘缓急，宜甘麦大枣汤。

综上分析，符合葛根汤合桂枝茯苓丸、甘麦大枣汤方证，加钩藤息风止痉。

处方：桂枝10g，葛根25g，麻黄10g，白芍15g，炙甘草10g，浮小麦15g，大枣15g，桃仁10g，茯苓15g，牡丹皮10g，生姜10g，钩藤15g，七剂，颗粒冲服，每日两次。

2016年8月30日复诊。患者喜笑颜开地说："面部基本上不抽了，吃药前四天睡不着觉，后来就好了，吃到第六剂药时，脸抽就明显减轻了，昨天基本上不抽了，心烦也减轻了，也不着急了。"

我又做了腹诊检查，腹力3/5级，腹平软，脐右旁按之不痛了，右少腹按痛明显减轻。守方七剂，巩固治疗。

【辨证解惑】

1. 葛根汤解肌应用

《伤寒论》第31条"太阳病，项背强几几，无汗恶风，葛根汤主之"。"项背强几几"形容项背拘急，言太阳病本身就有头项强痛而恶寒，又出现项背拘急，无汗恶风，就用葛根汤治疗。葛根汤是桂枝汤加麻黄、葛根，恶风用桂枝汤，无汗加麻黄，项背强加葛根以解肌，解除因停湿停水阻滞气机，束缚筋肉而引起的项背痉挛、拘急。

对于项背拘急的症状，大塚敬节认为"从后头部至项部、肩胛部拘急，有时挟脊柱而直至腰部均有拘急感，或有该部位疼痛……一般葛根汤证沿足太阳膀胱经而拘急，也有沿手太阳小肠经朝向肩胛关节而呈强凝症状者，也就是说葛根汤也可用于上肢神经痛，即肩周炎，或延伸用于腰痛，属于项背拘急的延伸应用。"

在《金匮要略》中有"太阳病，无汗而小便反少，气上冲胸，口噤不得语，欲作刚痉，葛根汤主之"。太阳病，无汗，小便不应少，今由于气上冲胸，水不得畅行于下，故小便量少，口噤不得语为牙关肌肉强急，已是为痉之渐，故可用葛根汤治之。大塚敬节根据该条文，认为葛根汤能够治疗破伤风，并根据"口噤"一词，用葛根汤治疗口角微微张开，仅可食流食的患者。我们可将口噤理解为口部肌肉拘急的一种表现，这也是葛根以甘凉轻清之质，而解表邪、生津液、舒缓肌络之急的适应证。

本案患者面肌痉挛之疾，服中药数月之久，多用平肝息风、搜风通络之虫类药物无效。

患者主症是右侧面部尤以右眼周围频频抽动，着急则发作甚，自觉眼周肌肉抽搐拘急。考虑葛根汤治疗“气上冲胸，口噤不得语”，气上冲胸乃邪气上逆之义，口噤是口腔周围肌肉拘急挛缩所致，既然葛根汤可治疗口噤，那么眼周的肌肉抽搐亦可理解为“口噤”在眼部的表现，葛根汤同样可解除眼周肌肉拘急，其所主的“项背强几几”亦如此，也是局部肌肉痉挛的表现。所以眼周、面部的抽搐、瞤动及其处的肌肉痉挛可选择葛根汤治疗。

2. 苓桂止悸降冲逆

苓桂剂是经方中的一大家族，诸如苓桂枣甘汤、苓桂姜甘汤（茯苓甘草汤）、苓桂味甘汤、苓桂术甘汤、五苓散等。为什么要在这里提到苓桂剂呢？因其“止悸降冲逆”的作用与此处所谈的肌肉跳动有很大关联，“筋惕肉瞤”常因气逆作乱，激动水饮，肌肤失和所作。

桂枝平冲降逆之功效，往往被忽视而未列入中药桂枝功效之中，然经方方证条文中明确记载，如《伤寒论》第 15 条“其气上冲者，可与桂枝汤”、《伤寒论》第 117 条“气从少腹上冲心者……与桂枝加桂汤”、《伤寒论》第 64 条“其人叉手自冒心，心下悸欲得按者，桂枝甘草汤主之”、《金匮要略·痰饮咳嗽病脉证并治》第 32 条“气从小腹上冲胸咽……与茯苓桂枝五味甘草汤”。

茯苓除健脾和胃、渗湿利水、养心安神之功外，尚有定悸之效，具体见于《伤寒论》第 65 条“其人脐下悸者，欲作奔豚，茯苓桂枝甘草大枣主之”、《金匮要略·痰饮咳嗽病脉证并治》第 31 条“假令瘦人，脐下有悸，吐涎沫而癫眩，五苓散主之”。

苓、桂常搭档应用，气逆得降，水饮逐利，肌肤安和，瞤动自止。

3. 甘麦大枣汤缓急

本方载于《金匮要略·妇人杂病脉证并治》：“妇人脏躁，喜悲伤欲哭，象如神灵所作，数欠伸，甘麦大枣汤主之。”

胡希恕先生认为，该方证当属太阴病证，脏躁是指精血虚，脏腑失养。凡无故哭笑，情绪难自控的精神病，不论男女，用之即验；虚证的小儿夜啼，用之也效。

患者每遇紧张则抽搐频发、加剧，根据刘保和老师的观点，“紧张”乃甘麦大枣汤主症，故予甘药以缓肝之急。

《素问·脏气法时论》载：“肝苦急，急食甘以缓之。”

刘保和老师认为，甘麦大枣汤的主症就是“紧张”，他还认为“紧张”既不是急躁易怒，也不是悲观发愁，而是病人本来没什么事，心里觉得有多大的事似的，这种人多是急脾气，遇事沉不住气。如果有人交代他做什么事，他会立刻去办，一会也不耽搁，这就是“急迫”感，就是甘麦大枣汤缓其急的主症。“急迫紧张”为肝气甚的主要表现。

大塚敬节认为“该方是治疗歇斯底里病的方药，也可用于舞蹈病，神经官能症、面肌抽搐等疾病”（《金匮要略研究》）。

此患者每以着急紧张发作不自主的抽搐、瞤动，如神灵所作，可与甘麦大枣汤。

4. 面肌痉挛类案

井某，女，50 岁，2014 年 10 月 10 日初诊。

患者周身筋肉跳动不已一年余，加重半年并延及颜面抽动难忍。服用天麻丸、谷维素、维生素 B_1、维生素 B_{12} 均无明显效果。遂求诊于我，自述周身及颜面部筋肉跳动难忍，遇寒则甚，怕热，无汗，舌质淡，苔白腻，脉沉弦。

依《伤寒论》第 82 条“太阳病发汗，汗出不解，其人仍发热，心下悸，头眩，身瞤动，振振欲擗地者，真武汤主之”。该患者周身筋肉跳动，遇寒则甚，符合“身瞤动”外邪内饮之少阴太阴合病的真武汤方证，加炙甘草意取芍药甘草汤以缓急。

处方：制附子 10g，白芍 15g，茯苓 10g，焦白术 15g，生姜 10g，炙甘草 5g。七剂，颗粒冲服，日两次。

2014 年 10 月 17 日二诊：患者初服药，体内觉热，再服未热，周身及颜面抽搐瞤动渐减，且遇寒抽动不再加剧，余无不舒。效不更方，续开七剂。

2014 年 10 月 24 日三诊：自述肌肉偶尔抽动一下，已无大碍，守方七剂固效善后。

《内经》言：诸寒收引，皆属于肾；诸痉项强，皆属于湿。肾为元阳，阳虚则寒，水不得化，寒湿凝结，外伤筋脉，肌肤失于温养，故身体筋肉抽掣，跳动不已，与《伤寒论》之真武汤证相吻。治疗首选真武汤以温阳散寒，化饮利湿。寒去湿除，则经脉荣和，跳动自止。（该类案曾发表于2015年1月15日《中国中医药报》第四版）

九、周围面瘫口眼歪，心烦急躁大便干

【诊疗实录】

患者刘某，男，77岁，于2016年8月19日前来就诊。

自诉："我2008年得过脑梗，就是你给扎舌针加吃中药治好的。还有糖尿病十几年了。最近一个星期，头痛得厉害，做了CT检查，这是报告和CT片子，说是又有腔梗了，口歪了三天了，左半脸不能动，右半脸抽得发紧，你快给看看。"

我看了头颅CT（2016年8月12日）报告：双侧侧脑室旁半卵圆中心多发腔梗软化灶；脑白质脱髓鞘改变；右侧上颌窦黏膜增厚。

我看他，左侧面部肌肉瘫痪，额纹消失，眼裂增大，露睛流泪，鼻唇沟变浅，左口角下垂，歪向右侧，左侧面部不能皱眉、闭目、露齿、鼓颊，右半面部拘紧。

我问他："出汗不？怕凉不？口干不？想不想喝水？心烦不？大小便怎么样？"

他说："不出汗，不怕凉，口干想喝水，心烦急躁，大便干，三天一次，小便还行，头还痛。"

我查看了舌脉：舌质偏暗红，苔白腻干中厚，脉弦滑。按了按肚子：腹力4/5级，左少腹按痛明显，按之硬结包块状，压痛向上放射。

这个病该如何辨证呢？

首先是右侧面部拘急发紧，头痛，无汗，口干，应该是太阳病的葛根汤方证。

其次，口干喜饮，心烦急躁，头痛，大便干，三日一行，结合腹诊的左少腹压痛，有硬结包块，且压痛引上，应该是阳明病夹瘀"少腹急结"的桃核承气汤腹象，故六经辨证为太阳阳明合病夹瘀，头痛，口干喜饮，加石膏清解阳明，面瘫加了活血祛风的当归、川芎、秦艽、桑叶、鸡血藤。

处方：葛根15g，桂枝10g，白芍15g，秦艽10g，麻黄5g，炙甘草5g，当归10g，石膏30g，鸡血藤15g，桑叶10g，川芎10g，桃仁10g，大黄10g，芒硝10g（冲服），7剂，水煎服，每日1剂，分两次温服。

同时配合体针治疗。

2016年8月25日复诊，他说："吃上中药，配合扎了六次针，头不痛，嘴也不歪了，基本上好了，就是吃了药拉得厉害，一天拉四五回肚子，拉完了反倒觉得浑身轻松。"

我看舌苔转薄白腻干，按了按肚子，左少腹仍有压痛，但较前减轻，守方七剂，调理巩固。

【辨证解惑】

1. 关于葛根汤证及类案

葛根汤在"面部痉挛病难治，面部抽搐目瞤动"篇中，已有详述。其方证一般认为是太阳病，但汪昂《医方集解》认为是太阳阳明合病，"其症头痛，腰痛，肌热，鼻干，目痛……头、腰，太阳也，肌、目、鼻，阳明也"。患者左面瘫，右面颊有拘紧感，符合葛根汤主症的"项背强几几"的表现。结合CT报告有"右侧上颌窦黏膜增厚"，有鼻窦炎的可能，大塚敬节认为"葛根汤可治疗化脓性鼻窦炎，结膜炎，肩凝证，神经痛等疾病"。我的经验是，一般年轻人单纯的面瘫单用葛根汤即可获效。

论及此处，再介绍一个病例。

患者康某，男，27岁，于2017年10月24日就诊。

患者自诉，三天前夜间吹空调后，晨起发现左侧口角向右侧歪斜，同时伴有左耳后乳突区疼痛，左眼闭合不紧，不出汗。舌苔薄白腻，脉弦滑。腹部按压无异常反应。

六经辨证为太阳病，予葛根汤加羌活、防风、白芷、秦艽，祛风止痛。

处方：葛根15g，麻黄10g，桂枝10g，白芍15g，生姜10g，大枣10g，炙甘草5g，羌活10g，防风10g，白芷10g，秦艽10g，七剂配方颗粒，每日两次，每次一袋，温水冲服。

建议其同时配合体针治疗，患者因害怕针灸，想先服中药看看。

2017年10月30日复诊：自诉服药后，症状明显好转，左眼能闭合，左口角歪基本不明显了，左耳后乳突区不疼了，守方去羌活、防风、白芷，七剂配方颗粒，服法同前。

2. 关于桃核承气汤证及腹证及类案

桃核承气汤方证及腹证，在前面的“脑梗中风中脏腑，胡言乱语不识人”篇中已有详述，此不赘述。

这个病例，患者有左少腹压痛，按之有包块，重按时疼痛向上放射。符合《伤寒派腹诊》书中桃核承气汤“少腹急结”“按有结状物（索状物），按之痛甚，觉向上引痛”的腹证，结合以前脑梗的病史，以及近日的头颅CT报告“双侧侧脑室旁半卵圆中心多发腔梗软化灶”，陈旧性脑梗，说明有瘀血阻滞，所以选用了桃核承气汤，口干，心烦急躁，以及糖尿病病史，加桑叶清上，石膏清阳明邪热，当归、川芎、鸡血藤加强活血化瘀、养血通络之功。

下面再介绍一个病例。

温某，男，45岁，于2017年9月12日就诊。

患者自诉说：“右边嘴歪了两天了，左侧面部活动没反应了，左侧额部皱纹活动变化不明显。觉得右侧面部发僵发紧的感觉，您看是不是中风嘴歪眼斜了？”

我问他：“除了嘴歪面瘫，还有哪难受了？出汗不？口干苦不？想不想喝水？大小便怎么样？”

我看他面红体壮，又问了一句：“平时喝酒多不多？”

他说：“是了，说对了，经常喝酒，口干苦，想喝水，口气重，头晕，不出汗，大便干，小便黄。”

我查看了舌脉：舌苔白腻，脉沉弦。又按了按肚子：腹力4/5级，上腹部痞硬压痛。

首先，右侧面部发僵发紧，加上不出汗，考虑应该是太阳病的葛根汤方证。

其次，喜饮酒，口干苦，口气重，大便干，小便黄，结合腹诊的上腹部痞硬压痛，应该是少阳阳明合病的大柴胡汤方证。

因其口干喜饮，需加上清解阳明的石膏。

六经辨证是三阳合病，予葛根汤合大柴胡汤加石膏。

处方：柴胡15g，大黄10g，姜半夏10g，葛根15g，桂枝10g，麻黄10g，石膏30g，白芍12g，炙甘草5g，黄芩10g，生姜10g，大枣10g，七剂配方颗粒，每日两次，每次一袋，温水冲服。

2017年9月19日二诊：患者额左侧额纹恢复正常，示齿后，口仍稍歪向右侧，守方七剂，服法同前。

2017年9月26日三诊：患者一进诊室，高兴地说："你看我是不是好了，不用吃药了？"我一看，他说话面部表情、面部肌肉活动正常，皱眉、闭目、示齿、鼓颊活动都正常，我说："好了，不用吃药了。"

十、三叉神经痛难治，电击样疼真痛苦

【诊疗实录】

朋友的妻子，王某，54岁，2021年7月27日专程从呼和浩特市前来就诊。

她爱人首先介绍了她的病情："今年2月份，早晨洗脸时发现右侧脸颊部，一触摸就疼得厉害，说话、吃东西、张嘴就疼，漱口就疼得更厉害了，像电打了的疼，不敢咬东西。当时以为是牙痛带的，去口腔科看过后，还照样疼，牙科大夫说'不是牙的事，可能是三叉神经痛'。我们又去北京某医院，确诊是三叉神经痛，建议手术，因为她害怕手术，只好保守治疗。又回呼和浩特市针灸了三十多次，还是跟以前一样疼，就专门来找您给看一看，看您有没有好办法？从北京回来，她一直靠吃卡马西平片止痛，一次一片，一天三次。"

我问她："你除了右边脸痛，还有哪里不舒服？"

她说"我去年生了点气后，睡眠少，平时睡觉晚，有时头晕难受，心慌，走路不稳，汗多，怕风，右脸疼起来就心烦，有时带的上嘴唇麻木窜疼，精神紧张则疼痛加重。"

我查看了舌脉，舌苔薄白腻而干，右脉弦滑，左脉沉弱。我又按了按肚子，腹力3/5级，脐右旁压痛。

这个病如何辨证？

首先，患者"汗多、怕风"这是个比较典型的太阳病桂枝汤方证。

其次，患者头晕，右侧面部阵发性疼痛，面部疼痛可视为"项背强几几"之状，应该是桂枝加葛根汤的方证。考虑患者面部疼痛阵作且剧烈，看作是"发作欲死，复还止"的奔豚证。

在《伤寒派腹诊》一书中：《小品》奔豚汤证的图中就有脐右旁压痛（奔豚气发之毒）。结合"脐右旁压痛"的腹象，符合少阳病奔豚汤方证。

六经辨证总属太阳少阳合病，符合桂枝加葛根汤合奔豚汤方证。

处方：葛根30g，桂枝15g，白芍15g，姜半夏10g，黄芩10g，当归10g，川芎10g，炙甘草5g，生姜10g，桑白皮10g（代甘李根白皮），大枣10g，十四剂，配方颗粒，一次一袋，一日两次，温水冲服。

2021年8月9日二诊：患者自述右侧面部疼痛好多了，疼的时间缩短了，发作的次数也减少了，吃的卡马西平片改成一次服半片（因卡马西平片不能突然停药）。

我复查了舌、脉，舌苔薄白腻而干中裂，脉弦滑而弱，腹诊同前，守方二十一剂颗粒，服法同前。

2021年9月7日三诊：患者自诉好多了，仍偶有小发作，守方二十一剂颗粒。

2021年9月24日四诊：患者自诉右侧面部疼痛减轻多了，偶有上嘴唇窜痛麻木感，守方加祛风止麻的羌活10g，防风10g，白芷10g，僵蚕5g，全蝎5g，二十一剂颗粒。

半年后，她爱人打电话给我，联系给他的朋友看病，顺便说起来，说他家属自上次服药后，三叉神经痛就好了，一直没有复发。

【辨证解惑】

1. 关于奔豚病

从《金匮要略·奔豚气病脉证治》章节的描述“奔豚病从少腹起，上冲咽喉，发作欲死，复还止，皆从惊恐得之”可见，其是一种发作性的剧烈上冲性神经症。所谓“皆从惊恐得之”，胡希恕先生认为不是指来自外界的惊恐刺激，而是指一种发惊发恐的神经证。若瘀血痰饮诸病，皆可导致惊恐为证*的发作，同时，不正当的治疗，更足使本病发作。

大塚敬节认为“奔豚病，从下腹发现悸动，悸动向上冲突至咽喉，发作时甚至感觉到呼吸就要停止般痛苦，但发作停止后，又恢复如常。这些证候的原

* 惊恐为证：“不是指来自外界的惊恐刺激，而是指一种发惊发恐的神经证。若瘀血痰饮诸病，皆可导致惊恐为证的发作。”（《胡希恕病位类方解》第63页）

因多为精神紧张。”

这个患者最初因为生气后，发现面部疼痛而心烦，呈阵发性，痛止后如常人，伴有头晕，心慌，行走不稳，考虑到精神紧张则疼痛加剧。主要是结合腹诊，有脐右旁压痛的奔豚汤的腹象，所以考虑有奔豚汤的方证。

2. 关于桂枝加葛根汤

《伤寒论》第 14 条“太阳病，项背强几几，反汗出恶风者，桂枝加葛根汤主之。”文中“汗出恶风”为桂枝汤方证，“项背强几几”是指项背强急，俯仰不能自如。由于肌表停湿停水，阻滞气机，筋脉失养，引起拘急疼痛。葛根、桂枝都有解肌以及缓解筋脉拘急的作用。

胡希恕先生将“项背强几几”延伸应用治疗“肩背疼痛”及“腰背疼痛”，依此类推，所以该患者汗出恶风，面部阵发拘急而痛，亦可用桂枝加葛根汤治疗。

大塚敬节认为“无汗”与“汗出”，只是在出现发热的时候使用葛根汤或桂枝加葛根汤有意义。如果脉浮弱，不是浮而有力，即使无汗，也是桂枝加葛根汤方证。

如果在无发热的疾病，例如肩凝、神经痛，化脓性鼻窦炎等疾病，不必去计较有无汗出，二方都可依脉象取舍应用。

3. 类案

下面再介绍一个三叉神经痛的病例。

赵某，女，79 岁，2015 年 3 月 10 日就诊。

自诉：左侧面部阵发性疼痛，抽痛、刺痛，反复发作十多年，严重时吃饭、洗脸、触摸脸部，均可诱发疼痛，说话时更痛。在多家三甲医院确诊为三叉神经痛，治疗后没有明显的效果，甚为痛苦。口干苦，心烦，想喝水，有时肚子胀，大便干。

既往有冠心病史，冠状动脉支架术后三年。

我查看舌和脉象，舌红，苔左半黄腻，右半无苔，脉象弦滑。按肚子做腹诊检查，腹力 4/5 级，上腹痞硬压痛。

这个病如何辨证呢?

依据“口干苦、腹胀、大便干”，结合腹诊“腹力4/5级，上腹痞硬压痛”，应该是少阳阳明合病夹风火上扰，予大柴胡汤加减。

处方：柴胡10g，枳实10g，黄芩10g，大黄5g，姜半夏10g，白芍20g，石膏30g，炙甘草5g，生地黄15g，羌活10g，防风10g，白芷10g，荆芥炭10g，三剂配方颗粒，每日两次，每次一袋，温水冲服。

2015年3月12日二诊：患者自诉左侧面痛略有缓解，大便仍干燥硬结，守方加芒硝10g（草药饮片），一剂，服时兑入颗粒中。

2015年3月13日三诊：患者自诉左侧面痛大减，发作次数减，疼痛程度减轻，药后大便3次/日，舌质偏红，苔薄白腻而干，脉弦滑。考虑除邪务尽，守3月10日方加搜风止痛活络之品。

处方：柴胡10g，黄芩10g，枳实10g，大黄5g，僵蚕5g，蝉衣10g，川芎10g，石膏30g，荆芥穗10g，生地黄15g，姜半夏10g，白芍30g，炙甘草5g，羌活10g，防风10g，白芷10g，全蝎5g，蜈蚣2条，七剂颗粒，每日两次，每次一袋，温水冲服。

2015年3月20日四诊：患者自诉服药后左面痛逐日减轻、疼痛次数减少，服药三日后就再未疼痛，腹软，无压痛，舌淡红，苔薄白，脉弦而弱，嘱停止服药，观察病情。

十一、高血压病眼出血，视物模糊又潮热

【诊疗实录】

病人杜某，女性，66岁，本市千里山钢铁厂职工家属。2016年3月15日就诊。

患者曾在市人民医院诊断为“左眼玻璃体积血”。既往有高血压病史20年。

患者说：“我眼睛看不清楚这个症状反复发作十多年了，经常在每年夏天犯。大夫说我的眼底出血是高血压引起的。”

“今年元月，左侧眼底出血又犯了，长期用西药治疗，但还是老反复，不治本，想用中药调理一下。”

“现在除了眼睛模糊外，主要是身上一阵一阵烘热，难受时上半身、头上出汗，心烦，爱发脾气，睡不着觉，大便一天2～3次，拉的不多、不通畅、挺费劲。”

我看了看舌头，舌质暗，苔白腻，摸脉沉弦滑。

我按了按肚子，做腹诊检查：腹力4/5级，上腹痞硬压痛，脐下按痛甚，脐下按有块状硬结。

根据患者烘热，头汗出，心烦易怒，不寐，大便不畅，结合腹诊，腹力4/5级，上腹痞硬压痛，脐下按痛甚，“脐下触及硬结”属于“少腹急结”腹象，应该是太阳阳明合病夹瘀的桃核承气汤证。

处方：大黄40g，桂枝20g，桃仁15g，炙甘草20g，芒硝20g（冲服），八剂，水煎服。嘱其用三瓶水（约1500mL）煎药，煎成一瓶后，分三次，饭前半小时服。并告知患者，药后腹泻甚，可能会便血，不必惊恐。

这是我第一个用桃核承气汤治疗的病人，用量比较大。

但一想，只煎一遍，分三次服，相对而言每次的量也就不算大了。

原书大黄四两，当时流行的是一两相当于15g，而我按一两为10g算的，所以四两大黄就是40g了。为了稳妥起见，之后的病例，一两按5g计算了。

2016年3月24日二诊：药后腹泻甚，一日达10次之多，心烦、汗出均减轻，睡眠好了，两日前眼底复查，仍有少量出血。

查看舌、脉，舌苔白腻，脉弦滑。腹诊：腹力4/5级，上腹痞硬，脐下、少腹按之不痛。

依腹诊予大柴胡汤加味。

处方：北柴胡15g，黄芩10g，法半夏10g，桃仁10g，酒大黄10g，枳壳10g，白芍10g，炙甘草5g，生地黄10g，旱莲草15g，肉桂3g，七剂配方颗粒，一日两次，水冲服。

2016年4月1日三诊：眼底复查未出血，眼睛干涩，眼眶困痛，大便黏腻。舌苔薄白，脉仍弦滑，腹诊：腹力4/5级，仍上腹痞硬，脐下按痛。

脐下按痛是当归芍药散的腹象，故合用之。

守上方加苍术10g，茯苓15g，泽泻10g，当归10g，密蒙花10g，去川芎，七剂配方颗粒。

2016年4月11日四诊：眼底未再出血，眼不困了，也不涩了，大便调。

舌苔薄白。腹诊：腹力3/5级，上腹痞硬减轻，脐左旁压痛。

守方改白芍为赤芍，十四剂颗粒，水冲服，调理善后。

一年后，在饭局中偶遇其夫，问及病情，他说："我爱人病彻底好了，吃完您开的药到现在，再未发生眼底出血。"

【辨证解惑】

1. 关于本案方证

西医设备检查，拓展了中医的望诊，通过眼底镜等设备进行眼底检查，找到了视力模糊的原因是眼底出血。

传统辨证认为"肝开窍于目，瞳子属肾"。所以结合临床症状表现，认为高血压病的眼底出血是"眼视惑证"。其素由肝肾阴虚，肝阳上亢，相火上乘所致。辨证是以眼部症状为主症，结合临床表现，四诊合参进行分析，常以脏腑辨证为主，所以常用滋阴降火的知柏地黄汤加减方。

而六经辨证，根据症状反应，着眼点是六经，更有客观的腹诊检查，发现瘀热互结内阻于下焦（膀胱蓄血），瘀热内阻，火性炎上，瘀热之气上蒸眼部，脉络损伤，络破血溢，血不归经而眼底出血，其他症状都是由主症瘀血，邪热互结内阻引发。

瘀热邪气不去，只顾滋阴清热、凉血止血，是徒劳无功的。瘀热是邪气，是实证，治疗须泻实，而滋阴是补益之法，显然证治不符，易犯虚虚实实之戒。

由瘀热互结日久形成实热痼疾，所以每逢夏季，暑热燔盛，同气相求，而此病证多发。

脐下按痛触及硬结，是阳明里实瘀热互结的“少腹急结”证，所以选用了桃核承气汤，逐瘀泻热，釜底抽薪，上病下治，治其根本。

“少腹急结”是一个他觉症状，就是说医者如果不进行腹诊检查是发现不了这个主症的。

“按之心下满痛者，此为实也”“少腹急结”等腹诊的检查，难道不能作为中医的必备检查？

现代多数中医人忽略张仲景传承了两千多年的腹诊，致使多少疑难杂症、痼疾得不到有效的治疗，而被误诊，实在令人心痛不已。想必“按之心下满痛者，此为实也”“少腹急结”等张仲景在原文中总结到的腹诊检查结果，在中医的临床实践中应该成为一项必要选择。

2. 关于桃核承气汤方证和腹诊

在前面“脑梗中风中脏腑，胡言乱语不识人”篇已详述，此不赘述。

需要重复的是，在《伤寒派腹诊》一书中，记载有“桃核承气汤用于妇女诸血证有效”及“平素有衄血或吐血，齿龈出血”，也可作为“少腹急结”的辅助指征。

在《张氏医通》一书记载有“头汗、小便不利，而渴不能饮，此瘀蓄膀胱也，桃核承气汤”。

看来“头汗出”是瘀热互结，热气上熏引发，与本案眼底出血如出一辙。

3. 关于当归芍药散方证与腹象

当归芍药散原本是治疗“妇人怀妊，腹中㽲痛”，以及“妇人腹中诸疾痛”的效方，前者是胞阻为患，后者是由虚寒血滞、血虚水盛所致，当属太阴病。

胡希恕先生的临床经验：如表虚，病邪不去的手足麻痹不仁，若夹有瘀血水毒，合用当归芍药散有效，以及脱肛、肛肿、子宫脱垂，气虚不摄而下血，久久不愈，多由血瘀水毒引起，用当归芍药散效佳。

在《伤寒派腹诊》中，有“脐旁、脐上、脐下、四周拘挛，按之痛而彻于背者，或心下悸，或小腹强痛（僵硬），或眩冒而渴，小便不利者”为当归芍药散之主症。而且“不问男女老少，不问何病，凡有此证者，应用此方，病无不愈”。亦可治“间有精神郁冒（心荡神驰）而不乐”。

大塚敬节的经验是“使用当归芍药散加地黄，用于治疗妊娠中毒症，主诉总是感到疲惫的病人。对于适合当归芍药散，但胃弱者，可给予加味逍遥散”。

我的经验是，凡腹诊按压有脐中或脐周、上、下有压痛，或脐旁，或左少腹有压痛，但较轻微，腹软，无硬结，压痛向腰、背或向下放射者，都可以认为是当归芍药散腹象。另外，葛根汤证也有脐中或脐上压痛的情况，临证需要鉴别。

按压有此腹象者，当会有眼睛干涩、视物模糊和晨起手麻或手胀的感觉，或者有晨起眼睑水肿或面部肿较轻，有此腹证是当归芍药散的血虚有湿或血瘀水毒。常见于干眼症或干燥综合征或有慢性肝炎者。

本案患者在治疗中期，因有脐下或脐旁压痛，结合视力模糊，当属血瘀水毒的当归芍药散方证。

学习应用经方，不可忽略腹诊，腹诊是找到诸多方证的捷径，当归芍药散证仅是其中之一。

十二、内耳眩晕脑缺血，头昏便秘太苦恼

【诊疗实录】

病人李某，女，70岁，于2017年11月23日，在她儿子的陪同下前来求诊。

老太太说：“我头昏一个多月了，在市某医院住院治疗半个多月，大夫说我是内耳性眩晕，还说是脑供血不足。出院了还是照样头昏，闺女说让我来这儿找你给看一看，吃中药试试哇！”

老太太面色萎黄，比较偏瘦。

我问她：“除了头昏，还哪儿难受呢？”

她说：“鼻子干，咳嗽，咳痰。”

我查看了舌脉，舌苔薄白腻干，舌下静脉瘀曲，脉象弦滑。

我又按了肚子，腹力4/5级，上腹痞硬，右少腹压痛明显，且按之充实。

当按右少腹压痛明显时，我问她：“大便干不干？”

她说：“大便干。”

我又问她：“大便几天一次？”

她说：“4～8天大便一次。”

我对她说：“你的头昏跟大便干有关系，得先解决大便干的问题，才能治好头昏。”

她说：“不要管大便，大便干是我们家的家传（遗传），我从小就大便干，赶快给我治头昏哇！”

我说：“按你的肚子，这个地方痛（指右少腹），就得先解决这个问题才行。”

老人不解，嘟嘟囔囔不满地说：“这么长时间头昏好不了，今天我就是专门

来看头昏的。”边说边走了出去。

她的儿子又回来告诉我：“我母亲她以前得过宫颈癌，手术后八年了。”

这个头昏案该如何辨证呢？

患者由于长期便秘，燥屎宿便郁结肠道，肠道邪热不下，浊气不降，循经犯肺则咳，上冲脑窍则昏。

后又肿瘤术后，体内留有瘀血（舌下静脉瘀曲），与素有的便秘实热相结，则实热之邪逾甚，加重了邪热上冲而发昏。

住院的西医治疗并未解决便秘之根本，故疗效不显。

已辨明了六经之阳明病，再结合腹诊“腹力4/5级，上腹痞硬，右少腹压痛明显，且按之充实”确立了大黄牡丹皮汤方证，以解阳明里实热瘀。

处方：大黄10g，桃仁10g，牡丹皮10g，冬瓜仁15g，芒硝10g。四剂，水煎，饭前温服，一日两次。

2017年11月27日，是个周一，早晨刚上班，老太太喜笑颜开来复诊，一进门就说：“你这真神了，吃了一顿药，拉了肚子，头昏就好了，现在一点也不头昏了，快给我儿子也看一看吧！他也是多年的便秘，大便干的。”

她又说：“吃了药，我咳嗽也明显减轻了，痰也少了。”

我又按了按她的肚子，腹力4/5级，上腹还痞硬，右少腹仍有压痛，但明显减轻，且不那么充实硬满了，守方四剂颗粒。

【辨证解惑】

1. 大黄牡丹皮汤方证腹证

大黄牡丹皮汤，本是《金匮要略》中治疗肠痈脓未成的方子，“肠痈者，少腹肿痞，按之即痛如淋，小便自调，时时发热，自汗出，复恶寒。其脉迟紧者，脓未成，可下之，当有血。脉洪数者，脓已成，不可下之。大黄牡丹皮汤主之。”

显然，本案与肠痈毫无关联，但其病机与肠痈脓未成（当指脓未全成熟）是一致的，即阳明病里热夹瘀。

结合日本汉方医学家的研究和经验，认为腹力中等度充实（腹力4/5～5/5

级），大多数在右少腹（回盲部）压痛，或有小腹硬满，便是大黄牡丹皮汤的腹象（并木隆雄《腹诊的循证医学研究》）。

2. 大黄牡丹皮汤延伸应用

依据本方腹证特点，可拓展该方的使用范围，大塚敬节认为该方可“应用于肛门周围炎重症、痢疾坏疽性严重者、尿路结石等。”（大塚敬节《金匮要略研究》）

胡希恕老用该方加薏苡仁治疗肾结石，合用大柴胡汤治疗急性阑尾炎，而且还用于急性胆囊炎的治疗。我在临床上也进行了验证，疗效确切。

从本案来看，舌下脉络瘀曲，右少腹压痛，又有宫颈癌病史，应该是阳明里热夹瘀血的大黄牡丹皮汤方证。服药一剂则顽固性头昏病愈，大便通畅，药尽咳嗽咳痰显减。如此看来，患者头昏、咳嗽，实乃下焦瘀血腑实，阻碍全身气机，气机不调，浊气不降，清气不升，故作眩晕；腑气不通，上犯于肺，咳嗽不止。药后瘀去腑通，气机调畅，诸症自消。

大黄牡丹皮汤不仅仅治疗肠道疾病，依据其腹证特点，可治疗多系统病证，其应用的抓手就是腹证“腹力中等度充实 4/5 ～ 5/5 级，大多数右少腹（回盲部）压痛，或有小腹硬满按痛”。

下面再介绍一个高血压头晕的病例。

患者王某，男，60 岁，因为是亲戚，于 2018 年 10 月 22 日下午从鄂尔多斯市前来家中看病。

我了解他，挺能吸烟，素有慢支、肺气肿、慢阻肺，还有高血压病，患者比较清瘦。

我问他：“你哪儿难受？”

他说：“最近一个星期，头晕得厉害，有时眩晕了，晕得厉害时还恶心了。”

我问他：“口干苦不？想喝水不？大小便怎么样？吃饭、睡觉怎么样？咳嗽气短不？痰多不？”

他说：“口干苦，可能是抽烟引起来的，还有不想喝水，吃饭、睡觉、大小便都正常的，不咳嗽，但是气短、痰多。”

我查看舌、脉，舌苔白腻干，舌下静脉瘀曲，脉弦滑。

我又按了按他的肚子，腹力 3/5 级，上腹部痞硬压痛，脐中压痛。我按他脐中压痛时，凭我的经验，脐中压痛不仅是葛根汤的腹象，而且多见于当归芍药散腹象，常会有眼干涩、眼雾（视物模糊）、手麻、手胀的感觉。

我边按肚子边问他：“眼干涩，眼雾了不？手麻、手胀不？”

他回答：“是了，眼干涩，眼雾，手不麻胀。”

这个病如何辨证呢？

首先，口干苦，苔白腻干，脉弦滑，结合腹诊，上腹痞硬压痛，应该是少阳阳明合病的大柴胡汤方证。

其次，头晕、眼干涩、眼雾，结合腹诊的脐中压痛，应该是血虚水盛太阴病的当归芍药散方证。

六经辨证是少阳阳明太阴合病夹痰湿。

予大柴胡汤、当归芍药散加天麻止头晕，陈皮化痰。

处方：柴胡 15g，黄芩 10g，姜半夏 10g，枳实 10g，泽泻 30g，苍术 15g，茯苓 15g，当归 10g，川芎 10g，白芍 10g，陈皮 15g，天麻 10g，酒大黄 10g，三剂水煎服，一日两次，温服。

并嘱其明日早上不吃饭喝水，去医院做化验、CT 检查，进一步明确诊断。

次日，他打来电话说：“我昨晚吃了一顿药，头就不晕了，不准备去医院了，现在正坐车回东胜（鄂尔多斯）呀。”

3. 近效术附主眩晕

眩晕证，六经皆可见，上案是阳明病之大黄牡丹汤方证，下面再举一个太阴病之近效术附汤方证的眩晕案。

患者米某某，女，75 岁，鄂尔多斯市鄂托克旗阿尔巴斯苏木的牧民。

2020 年 4 月 6 日，是个周日，她的女儿带她来我家看病。她说：“我头晕得厉害，已经七天了，一起来就头晕，有时晕得厉害就恶心，耳朵也响，全身皮下有虫爬抓的感觉，饮食一般，吃完饭后胃胀，吃的饭停在胃这个地方不消化，不怕凉，左手腕觉得凉，腿软没劲，乏力。以前有过冠心病、高血压。”

患者面色萎黄，行走困难，拄杖而行，舌质偏淡，苔薄白腻，脉沉涩弱。

我给她进行了腹诊检查：腹力 3/5 级，腹软，皮温正常。

这个病如何辨证呢？

先辨六经，患者头晕厉害，伴耳鸣、乏力，晕甚则恶心，起身则晕。饮食一般，腹胀纳呆，舌质偏淡，苔薄白腻，脉沉涩弱，腹力3/5级，腹软。一派里虚寒证，属太阴病。

继辨方证，太阴病主眩晕的方药，我想到了真武汤和近效术附汤。

《伤寒论》第82条："太阳病发汗，汗出不解，其人仍发热，心下悸、头眩、身瞤动、振振欲擗地者，真武汤主之。"不难看出，真武汤有心下悸动的腹证，其方药茯苓主治悸动，然本案腹诊并无"心下悸"，与本案腹证有所不符。

重温《金匮要略·中风历节病脉证并治》第五篇中有"近效术附汤，治风虚头重眩，苦极，不知食味，暖肌，补中，益精气。"其方既主眩晕，亦主纳差，符合本案方证。

又大塚敬节在《金匮要略研究》一书记载该方"用于血色不佳、无气力者的头重、眩晕证有效。"

综上辨证论述，近效术附汤方更对应本案病证。

处方：制附子10g，焦白术20g，生姜3片，大枣3枚，炙甘草5g，一剂，水煎服，日两次。

次日下午，她女儿打来电话说："我妈头不晕了，耳鸣也好了，就是乏力没劲。"

我让她照原方加党参15g，去我们医院抓了七剂颗粒。

过了几天，她女儿又打来电话说"我妈头不晕，耳不鸣，精神好多了，不用再吃药了吧！"

我告诉她："哦，挺好的，既然没症状了，那就可以停药了。"

十三、多耐呼衰治疗难，喘脱烦扰病危急

【诊疗实录】

2019年3月26日下午，我正在家休息，突然接到了一个老病号家属的电话。

“田主任，我们家老李，前几天因肺炎出现呼吸衰竭住院了。化验结果有铜绿假单胞菌，消炎药不管用，住院怕发生交叉感染，让回家调养。”她心力交瘁而悲伤地诉说，“昨天就出院回家了，可能不行了，想请您过来看一看，还有没有希望？”

听她描述后，感觉病情很严重，我马上打车赶了过去。

一进他的卧室，看到李某靠在床头，呼吸极度困难，不停地咳嗽，有痰，精神萎靡不振，面色晦暗，双眼无神，看上去身体极度虚弱，吸氧（戴的呼吸机），说话有气无力。

他说：“我这次怕是活不了啦！”言语中带有恐惧和濒临死亡的感觉。

我看了一下他的出院诊断：慢性阻塞性肺疾病急性加重；肺部感染；Ⅱ型呼吸衰竭；支气管哮喘；病原菌为铜绿假单胞菌（为多重耐药菌，简称多耐）。

这个病人是我的一个老病号，男，54岁，曾就诊于北京协和医院，确诊为支气管哮喘，至今哮喘病多年，反复发作，多次住院，长期家中氧疗、雾化，吸入信必可，自己经常乱吃消炎药和激素。

面对这样的危重患者，我脑子里反复提取和归纳患者的核心症状：烦扰不安，极度疲惫，周身出冷汗，小便少，舌质淡，舌苔薄白润，舌下静脉瘀曲，脉沉细弱而欲绝。

当下我就判断，如此危重病人当属阴证，确切地说是阳虚喘脱的脱证。

患者舌淡苔薄白润，脉沉细弱若欲绝，小便不利而喘甚，应该是阳虚寒甚，里有停水。烦躁是邪陷阴证的虚烦，应该是太阴病。邪入于阴的烦躁，应该用

茯苓四逆汤，咳逆胸满是太阴虚寒、水饮射肺，治疗当温中逐饮，选用苓甘五味姜辛夏汤。

立即处方：茯苓 60g，红参 15g，制附子 15g，炙甘草 15g，干姜 30g，细辛 9g，五味子 10g，姜半夏 15g，二剂，水煎服。取水 1600mL，煮取 600mL，分三次温服。

开完药后，他家属问我："是不是不行了？"

"这次确实很危险，应该有所准备。"我心里也没数，带着顾虑回应了她。

两天后，也就是 2019 年 3 月 28 日，他爱人打来电话说："我们家老李，不烦躁了，还喘，但减轻了，咳嗽厉害，咽堵，气短，乏力，三天没有大便了，想请您再来给看一看。"

这次我去后，按了按肚子，做了腹诊：心下痞硬，边界清楚。

考虑到面色晦暗，结合腹证"心下痞硬，边界清楚"，符合木防己汤方证。因大便三日未解，径直用木防已去石膏加茯苓芒硝汤。咽堵痰不利，合用半夏厚朴汤。

处方：茯苓 60g，红参 15g，制附子 15g，炙甘草 15g，干姜 30g，细辛 9g，五味子 10g，姜半夏 15g，厚朴 10g，苏叶 10g，桂枝 10g，防己 15g，芒硝（分冲）6g，杏仁 10g，生姜三片，二剂，煎服法同前。

药后咳喘减轻，且不需要佩戴呼吸机。此后根据患者的病情变化，分别给柴胡类方和桂枝茯苓丸、半夏厚朴汤为基础方调理，病情逐渐稳定。

半年后，听他家属说，老李因肺部感染又去住院了，当他在医院走廊里碰到呼吸科主任时，那个主任惊喜地说："咦，老李还活着了！"

上次他的病能治好，确实是个奇迹！也再次证实，中医不是人们误认为的慢郎中，在大病、危病、急病中，仍有用武之地！

【辨证解惑】

1. 里阴证烦躁见证录

呼吸衰竭的病人伴有烦躁，在临床上很常见。

20 世纪 90 年代，我在心脑科病房当科主任，碰到这种情况，心中没底，不敢下手治疗，眼睁睁地看着病人离世。

记得我的一个亲戚，患有间质性肺炎、肺气肿、呼衰，伴有严重的烦躁，转到一家矿医院，当天下午五点，主管医生开了安定注射液，数分钟内病人离世。

当时遇到这种情况，没经验的年轻医生误用安定致死的医疗事故常有耳闻。

业内人士大多认为中医只能治慢性病，或调理身体，不能治疗危急重症，一些中医大夫怕担风险，不敢参与到诊疗过程中，致使中医信誉日益衰败。

近几年，我学习经方后，使得临证思维更加清晰，面对许多危重情况不再盲目和胆怯，虽不能做到完全胸有成竹，却也心中有数，只要有方证，就有明确的治法相应。

胡希恕先生提出的“方证是辨证的尖端”确实是经验之谈，辨方证又是六经辨证体系的核心内容。

2. 方证探讨体悟

本案患者“精神萎靡，面色晦暗，双眼无神，说话有气无力，遍身冷汗，脉沉细弱而欲绝。”辨六经为太阴病，此案烦躁是陷入里阴证而表现的虚烦。

治疗里阴证之烦躁对应的有干姜附子汤、茯苓四逆汤。

当病人极度衰竭濒临死亡，首选茯苓四逆汤，方中茯苓利水宁心、安神除烦，最主要有四逆汤加人参，针对阳衰阴盛的“亡阳证”，可以回阳救逆，加人参大补元气。

这个病例并不是偶然碰对的，而是在经方思维的指导下，精准地辨六经方证，疗效可期。当然也不能排除意外情况（并不是每个病例都能做到辨证精准），因为六经易辨，方证却难辨。而我就是一个探路者，能够找出近两千年前被尘封的治病捷径，是我行医一生的追求。

我想这个病例对后学者一定会有所启发、有所帮助的，至少能够降低他们临危重症时的盲目性。

这个病例是我临床五十多年来最满意的案例之一，这也证实了中医有能力有办法治疗危急重症，尤其应用经方，面对疑难危重病，能做到心中有数、临危不乱。

在2020年春季，李赛美老师就用“茯苓四逆汤”成功抢救一例重症新冠肺炎患者，足以彰显中医经方的神奇疗效，应当大力发扬推广之。

3. 关于茯苓四逆汤

《伤寒论》第 69 条原文：“发汗若下之，病仍不解，烦躁者，茯苓四逆汤主之。”

发汗泻下，虚其表里，而陷于里阴证，又里有水，小便不利，出现阴证烦躁，此烦躁同干姜附子汤证病机一样，是误汗、下后亡阳，亡阳即亡津血、亡津液，为里阴证的精气欲脱之虚烦。

茯苓四逆汤方中含有干姜附子汤方，加人参补胃气救津血，寓参附汤益气回阳救脱，四逆汤回阳救逆，茯苓利尿定悸、除烦安神。

4. 关于苓甘五味姜辛汤

《金匮要略·痰饮咳嗽病脉证并治》第 37 条原文：“冲气即低，而反更咳，胸满者，用桂茯五味甘草汤，去桂加干姜、细辛，以治其咳满。”

咳甚胸满是该方的主症，本案阳虚水盛的病机同真武汤一致，所以引用真武汤加减法，“若咳者，加五味子半升，细辛一两，干姜一两。”颇与苓甘五味姜辛汤相吻合，加半夏化痰止逆。

半夏虽与附子相反，但我临床应用多年，并没有遇到中毒等不良反应。事实上，我们的医圣仲景也曾一起应用，附子粳米汤便是例证，可见其安全性，古人早有验证。

5. 关于木防己汤及木防己去石膏加茯苓芒硝汤

《金匮要略·痰饮咳嗽病脉证并治》第 24 条原文：“膈间支饮，其人喘满，心下痞坚，面色黧黑，其脉沉紧，得之数十日，医吐、下之不愈，木防己汤主之；虚者即愈，实者三日复发，复与不愈者，宜木防己汤去石膏加茯苓芒硝汤主之。”

文中的“心下痞坚”是腹诊内容，与本案腹象一致，其证候“其人喘满，面色黧黑”与本案“面色晦暗，呼吸困难，气短喘促”也吻合，这就是方证相应，方证中已蕴含着病机。

因大便三日未解，故加芒硝。临床中，木防己汤在哮喘、肺心病的治疗中大有作为。其应用的重点就是“其人喘满，心下痞坚，面色黧黑”，须做腹诊，方证对应才更精准。

十四、植物状态复肺炎，喘急虚脱大汗出

【诊疗实录】

2021 年 7 月 11 日的下午，突然接到一个老病号女儿的电话。

电话里说：“我母亲的肺炎又犯了，喘得厉害，指脉血氧饱和度跌到 40%，有时跌到 28%，想请您再去给我母亲看看病。”

这个病人姓杨，76 岁，11 年前，因丈夫意外车祸身亡，深受打击，一直昏迷，伴手足拘急、抽搐阵作。

曾在北京协和医院确诊为：帕金森综合征；脑萎缩；植物生存状态。

患者长期卧床，多次因继发吸入性肺炎而住院治疗。

从 2020 年 11 月至今，一直让我给开中药治疗。这才停药没几天，病情又加重了。

随后，她女儿的司机接我去了家里。

一进患者屋内，见其左侧卧位，面色虚浮灰暗，唇稍发绀，手足拘紧挛急，偶尔左半身肢体抽搐，呼吸困难，抬肩而喘，喉中痰鸣，口吐涎沫，呻吟不断，昏不识人，无创呼吸机辅助呼吸，鼻饲流食，上半身大汗淋漓，汗多湿冷，右手臂凉（可能是正对呼吸机漏气口所致）。

她女儿说：“我们上午叫了 120 救护车，护士给她吸了痰，并抽血送去做化验，大夫让去住院，我们考虑到母亲的病情严重，好像没有多大希望了，不想去住院。”

“这段时间一直便秘，靠开塞露通便，又两天没大便了，小便也少了，今天到现在还没尿。化验单刚取回来，您看一下化验单。”

我查看了血常规化验单：白细胞计数 16.93 $\times 10^9$/L，中性粒细胞百分比 87.6%，中性粒细胞计数 14.83 $\times 10^9$/L。

“你母亲还是有炎症，考虑肺炎的可能性大。”我结合血常规结果判断并解释到，“因长期卧床，且年龄较大，口咽、食管及呼吸道的功能下降，很容易继发吸入性肺炎。”

由于病人昏迷，牙关紧闭，口不能张，我用勺子撬开患者的口，看见舌边淡而润滑，摸脉弦滑不调，又按了肚子，腹力3/5级，腹微满。测血压160/70mmHg，听心率103次/分，双肺满布干湿啰音。

见患者大汗淋漓，汗出湿冷，呼吸困难，抬肩而喘，应该是阳虚喘脱证，急需回阳救逆、化痰平喘，改善呼吸困难是当务之急。

以四逆汤回阳救逆，麦门冬汤止逆下气，此大便干乃脾虚不运，重用生白术助脾运、生津液以通便，尿少加茯苓以利水逐饮。

处方：麦冬35g，红参15g，姜半夏15g，炙甘草5g，茯苓30g，制附子15g，干姜10g，生姜15g，生白术30g，颗粒三剂，温水冲服。

并告知她女儿：“你母亲这次病情确实严重，你们没打算住院治疗，我只好用这个方子试一试，先开三剂中药颗粒，你赶快取回来给病人喂上。”

三天后，患者女儿再次来电，她高兴地说：“田主任，我母亲好多了，当晚服药后，指脉血氧饱和度慢慢就上来了，到夜半三时左右，上到了70%～80%，黎明到了90%多。”

“从昨天开始呼吸就很好了，不咳嗽了，也不喘了，下午还撤掉了呼吸机，大、小便也通了。”

“昨天下午化验血常规也挺好，我一会拍给您看，我就是想问问，现在还用不用再吃药？”

我嘱咐家属用手机拍张脸面及舌苔照片，用微信发过来。

观其面色、舌象均好多了，面部有血色了，舌不淡了。

血常规化验结果：白细胞计数$10.27\times10^9/L$，中性粒细胞百分比78.5%，中性粒细胞计数$8.06\times10^9/L$，较三天前下降。

嘱咐家属前往医院继续按原方取药，以巩固疗效。

我忽然想起，今年3月23日，给她看过病。

那次患者因肺炎持续一周，找熟人去家里输消炎药，未见好转，后症状不减反重，请我过去给看的。

当时患者明显瘦弱，鼻饲胃管，持续无创呼吸机辅助呼吸，喘得厉害，呼吸困难明显，也是侧卧抬肩呼吸，偶有咳嗽，咳嗽则唇口发绀，口吐涎沫，手足拘急发凉，头汗出，昏迷状态，二便正常，脉弦滑数。

当时考虑患者病久体弱，阳虚津伤，痰栓堵塞气道，出现“大逆上气”的喘证，用了麦门冬汤，药物如下：

麦冬35g，红参15g，姜半夏10g，炙甘草10g，五味子10g，三剂，颗粒冲服。

患者服药后第二天就不喘了，呼吸也平稳了，手足也不凉了，患者病情大有好转，我心中甚是欢喜！

两次的急救经历为我今后诊治危急重病积累了宝贵经验。

也由此可见，经方医学的关键在于方证对应，覆杯而愈、效如桴鼓、立竿见影、一剂知二剂已、立起沉疴是经方的魅力所在，疗效是经方的灵魂。

【辨证解惑】

1. 临危急重症，理标本缓急

此患久病卧床、颜面虚浮、手足逆冷，是里虚寒之太阴病，阳虚寒甚，痰饮内停，加之外邪引动，或为汗下误治，往往形成虚实夹杂的证候，痰湿蕴久易化热，则痰热内蕴，气血运行受阻，则痰热瘀滞，壅塞气道，致使咳痰喘作。

西医认为，老年久病患者，痰液代谢异常，呼吸肌功能减退，排痰无力，形成痰栓，堵塞小气道，易引发肺部感染，进而主要影响肺的通气功能，严重者出现血氧饱和度降低，甚至二氧化碳潴留，导致呼吸衰竭发生 。

本案患者里虚寒是本，阳虚而阴盛，痰多喘甚是标，急则治其标，缓则治其本。

患者“抬肩而喘、喉中痰鸣”是“大逆上气、咽喉不利”的主要表现之一，选用麦门冬汤合四逆汤十分对证，一则“增水行舟”祛痰平喘，以治标；二则扶阳振衰以助排痰治本。

张伯礼院士认为血氧饱和度低是用“人参”的指征，这是很重要的经验，但我临床发现，血氧饱和度低时用麦门冬汤治疗，其疗效更胜一筹。

在2020年春季，北京中医医院刘清泉院长在武汉抗击新冠肺炎时，发现重症新冠肺炎的呼吸困难是由于痰栓堵塞了小气道，需要“增水行舟”以润滑痰栓，促进痰液排出，清理气道，而改善呼吸功能。

通过临床验证，麦门冬汤确有良效。

犹如《伤寒派腹诊》中将“佝偻（龟背）”作为葛根汤的腹象之一，那么“抬肩而喘伴有喉中痰鸣”也应该作为麦门冬汤方证的腹象之一。

“抬肩而喘”是看得见的“大逆上气”，“喉中痰鸣”是听得见的“咽喉不利”。这都是使用麦门冬汤的方证指征。

2. 类案

我发现麦门冬汤治疗喘证，疗效很神奇，常一剂获效。

回想起九十年代我治过的一个类似案例。

记得是 1994 年 7 月 24 日，是个炎热的夏日，当时我是心脑科病房主任。

患者高某，男性，74 岁，以“肺心病、心衰合并肺内感染”入院。

患者有慢阻肺、慢性咳嗽咳痰病史二十余年，伴有双下肢水肿一月余，当时喘促甚，呼吸困难，不能平卧，喉中痰鸣，全身大汗，以颈前、胸口尤甚，手臂凉而浮肿，双足肿甚，肿势向上发展，舌质偏暗，苔白腻，脉弦滑有力。

主管医生予抗炎、吸氧，用氨茶碱、西地兰、速尿、地塞米松等西医对症治疗，仍喘息加重，特邀请我前去会诊。

当时凭经验用过许公岩的外感风邪方，加桂枝通阳降逆，病情如前。发现辛温解表、燥湿化痰、通阳无效。

后经仔细分析，应该是我忽视了炎热夏季、暑热伤津、气阴两虚的病机。

因暑热过盛，热伤津液，大汗出易气阴两虚；气虚则无力排痰，汗出津液少，不能滋润化痰，由于痰热未尽，加之热耗津液，凝为痰栓，痰栓堵塞气道，邪正交争，形成“大逆上气，咽喉不利”的喘证。

于是我开了一剂麦门冬汤，下午二时服药，药后一刻许，喘平汗止，呼吸平稳。

3. 探究麦门冬汤方证本源

《金匮要略·肺痿肺痈咳嗽上气病脉证治》第 10 条：“大逆上气，咽喉不利，止逆下气者，麦门冬汤主之。”

"大逆上气"是人体为了排出痰栓，拚命呼吸，鼓动全身气血，"上逆"以助排痰祛邪，故四肢末端气血不足而逆冷，阳虚水泛肌肤以致水肿，或是喘汗甚进而恶性循环，使心气受损，心阳虚衰，致足肿逆冷。

可见主症就是"大逆上气"的喘症，所以用了麦门冬汤，只有降逆平喘，止逆下气，心阳才能恢复。

从此案及类似案看，《金匮要略》麦门冬汤方证中的"大逆上气"，并非《医宗金鉴》所言之"火逆上气"的狭隘解读，历代医家多为误读误判，用《内经》的观点解读经方。

胡希恕先生认为《伤寒论》与《内经》无关，不可"以经释论"，大多医家以麦冬寒凉之性理应治疗火热，去解读麦门冬汤方证，对后世造成误导。

1979年版的《金匮要略讲义》认为该条文是由于阴虚火旺，而表现为"咳而咽喉干燥不利，咯痰不爽，口干欲得凉润，舌红少苔脉象虚数等症"，这就是"以经释论"。

一般认为"麦门冬汤只是治疗干咳（咳嗽为痉挛性，有上冲的感觉）"（《儿科病中药疗法》）。而本案"脉弦滑数，喘促甚，呼吸抬肩，喉中痰鸣，手足凉"，是"大逆上气"证，用麦门冬汤一剂即效。

事实证明，此案并非"火逆上气"，而是一派阳虚表现，"火逆上气"只是"大逆上气"的一种情形，不能概全。

近日，整理此案时查阅资料，在《金匮要略研究》书中大塚敬节认为"该方对支气管哮喘"有效，并发现应用麻黄、厚朴无效的哮喘病人，麦门冬汤有效，以"大逆上气"为应用指征。

另"大逆上气"除喘以外，有时呕吐也应该视为"大逆上气"的一种表现。我曾治疗一肿瘤化疗后呕吐的患者，服麦门冬汤原方，一次吐止。

在1961年第一版的南京中医学院《金匮教学参考资料》书中也提道："本方也是养胃剂，临床用于胃虚呕吐甚效。"

假若我们的祖先通过临床发现麦门冬汤能止喘、止吐，则在注解《金匮要略》麦门冬汤方证时，在"大逆上气，咽喉不利"后加上嵌注"或咳、或喘、或吐"，止逆下气者，麦门冬汤主之。对后世的学习应用应当有所启示。

总之，学习经方，因简文较多，故须在无字处下功夫，才能窥探仲景之意，临床方能应用自如，才能最大发挥经方疗效。

4. 方证对应与抓主症

方证对应是经方治病的主要特点和关键。

胡希恕先生认为“方证是辨证的尖端”，言外之意，方证辨证中包含有病机分析以及辨证论治的全部内容，这也是经方的六经辨证与其他辨证的不同之处。

由于体系不同，六经辨证更直观、更具体，“朝向事实本身”，没有那么多的抽象的推理，所以能够抓住主要矛盾，而主症就是方证对应的症。

从以上案例来看，“麦门冬汤”的主症就是“大逆上气、咽喉不利”，主要矛盾一解决，其他次要矛盾就迎刃而解了。

可见，“方证对应”不可用脏腑辨证的理论去解释，因体系不同。

十五、胸腔积液慢阻肺，喘促气短病危急

【诊疗实录】

病人金某，女，80岁，我朋友的姐姐。

一周前，我的这位朋友请我去给她看病。朋友说："我姐姐是老慢支（老年人慢性支气管炎）、肺气肿，每年冬、春季发作。"

我们去她家后问了问病情，她说："鼻流清涕，咳嗽痰多，喉咙中有痰鸣响，胸闷气短，不想吃饭。"

我看了舌苔，舌苔白厚腻，按脉沉滑，辨证是外感风邪，湿痰中阻，选用了北京中医医院许公岩先生的苍麻丸加减。

没几天后，朋友给我打电话说，他姐姐的病比原来重了，喘得厉害，出气困难，请我过去再给她看一看。

我一进门，看到老人病情加重，卧床不起，喘得厉害，呼吸困难，我建议赶紧让她去医院住院做检查。

2015年5月28日，患者住院两天，仍呼吸困难，动则气短，喘得厉害，病情较重，主管医生请我去病房会诊。

我到了病房，看到患者喘憋气短，呼吸困难，不能平卧，吸氧状态，活动则气短加重，喉中痰鸣，咳嗽痰多，痰黏夹血丝，不易咳出，咳时胁肋阵痛，有时头晕头痛，上腹部胀满，恶心，不想吃饭，睡眠尚可，二便正常，带下色黄夹粉红色分泌物。

我看了看舌头，舌质偏淡，舌苔白腻滑，切脉沉弱，按了按肚子，腹软，腹力3/5级，心下痞硬满。

主管医生向我介绍了她的检查结果和入院后诊断：慢阻肺急性加重；肺部感染；双肺间质性病变；肺气肿；左肺肺不张；双侧胸腔积液；高血压3级

(极高危);卵巢肿瘤(恶性?);宫腔积液。又补充说:“因患者久病体弱,每年复发,多次住院治疗,但此次住院治疗效果不好,症状缓解不明显,所以请您会诊。”

这个病如何辨证呢?

患者的主要临床表现:咳嗽痰多,喘促,胸闷气短,脘闷,不想吃饭,舌苔白厚腻,脉沉弱,符合脾虚痰湿中阻的太阴病(马家驹《胡希恕经方医学·经方表证》)湿痰中阻方证,也就是苍麻丸加减。

为什么没有效果呢?反而喘促、气短加重?

经反思,我认为前面辨证主要忽略了腹诊时的“心下痞硬满”的重要腹象,导致方证辨证偏离。这次结合现代医学的检查结果“双侧胸腔积液”,其积液乃是水饮所作的水气病。

依《金匮要略·水气病脉证并治》“气分,心下坚,大如盘,边如旋杯,水饮所作,桂枝去芍药加麻黄细辛附子汤主之。”符合桂枝去芍药加麻黄细辛附子汤方证。

患者阴盛阳衰,病久体弱,双侧胸腔积液,水饮内停则气短喘促,水饮内停积久化热,上则炼液成痰为痰湿中阻,则咳嗽痰多,胸闷,食少脘胀,舌苔白厚腻,下为湿热瘀毒,凝聚成卵巢肿瘤而出现带下黄浊夹血。

综上,六经辨证为太阴少阴阳明合病夹湿热瘀毒。

治疗当温阳散寒逐饮为主,兼健脾除湿清热,同时扶正祛邪。以桂枝去芍药加麻黄细辛附子汤合苍麻丸加减。

处方:炙麻黄5g,桂枝10g,杏仁10g,制附子5g,知母10g,细辛3g,炙甘草3g,生姜10g,大枣10g,苍术15g,射干10g,桔梗10g,姜半夏10g,炒莱菔子10g,土茯苓15g,西洋参15g,茯苓15g,一剂颗粒,水冲服,一日两次。

方中加知母,滋阴化阳,以通小便;加茯苓取苓桂术甘汤之意,利水平喘;加土茯苓清热利湿、解毒抗瘤;患者年迈体衰,加西洋参扶正祛邪。

次日(2015年5月29日),我一上班就先去了病房,看老人的病情缓解了没有。

她女儿高兴地讲:“我妈吃药后,昨晚尿了小塑料桶一半以上,大约1000多毫升。今日早晨起来,不喘了,不气短了,呼吸平稳,也不用吸氧了,还有些咳嗽，咳痰不利，痰里的血丝减少，黄带和血性分泌物也减少了，今天准备办出院呀。真是太感谢您了！”

继续治疗，效不更方，守方三剂颗粒。

【辨证解惑】

1. 关于“桂枝去芍药加麻黄细辛附子汤”方证

在《金匮要略》水气篇脉证并治第十四“气分，心下坚，大如盘，边如旋杯，水饮所作，桂枝去芍药加麻黄附子细辛汤主之。”

《医宗金鉴》认为“气分以下十六字，当是衍文”，认为“心下坚，大如盘，边如旋杯，水饮所作，为后一条枳术汤证，因紧接本条之后面，错简于此。”

后世各家对气分的理解说法不一。《胡希恕病位类方解》对气分的描述：“实质是外有手足逆冷，身冷骨痛，恶寒麻痹，内有腹满肠鸣相随，气转膀胱，这些不外是荣卫外虚，寒邪内客，以致痹痛胀满之证。”

《诸病源候论》气分候云：“夫气分者，由水饮搏于气，结聚所成。气之流行，常无壅滞，若有停积，水饮搏于气，则气分结而住，故云气分。”

大塚敬节比喻说明：“冰为水之结块，阳气虚少则阴气结而成块，太阳之阳气照射则可融解，所以桂姜枣草黄辛附汤犹如对阴气之结块照射的阳气，以此而治愈疾病”。也就是“离照当空，阴霾自散”“大气一转，其气乃散”之意。该方证阴寒内盛，水饮内停，六经归属应为少阴太阴合病。

日本汉方医学家记录了很多使用该方的经验，如肺结核、乳腺癌、化脓性鼻窦炎、翻花疮、顽固性腰痛、神经痛、类风湿关节炎等，皆获得良效。并认为“该方使用面广，在多方治疗不见好转时却能奏效。”并发现使用该方有“心境不满，很在意，放不下的情况”。

“对于老人总是感觉感冒未彻底治愈，恶风寒、后背哆嗦、咳嗽，该方治疗可好转，所以也宜于少阴病感冒。老人及体弱者缠绵不愈的感冒已成为少阴病，该方用起来很方便，未见明显不良反应，也不一定必须见到心下部位膨满。”（大塚敬节《金匮要略研究》）

2. 桂枝去芍药加麻黄细辛附子汤腹诊

桂枝去芍药加麻黄细辛附子汤证原文“气分，心下坚，大如盘，边如旋杯，水饮所作”中就有腹诊的内容。在《伤寒论腹诊》一书中，“桂姜枣草黄辛附汤”的证候：“心下坚大，恶寒发热，上逆者……腹候：心下坚大而上逆者。”或“心下坚，按之痛有彻背者。”“此方与枳术汤腹证形同，但据外证可分别之，此方外证，脉迟而涩，手足逆冷，肠满肠鸣，身冷骨痛，恶寒，痹不仁，或矢气，或遗尿，名曰气分。而枳术汤无上述外证，只有小便不利，或浮肿等症以别之。”（《伤寒论腹诊》）

该患者依其腹诊，“心下痞硬满，上逆喘促”，符合桂枝去芍药加麻黄细辛附子汤证的腹象。

藤平健先生以腹诊确认“心下坚，如旋盘”为指征，使用桂姜枣草黄辛附汤。“有一例班替病（原发性门脉高压症）患者因腹水而不能翻身，用该方去除了腹水，患者也可以自主翻身了。”（大塚敬节《金匮要略研究》）

从以上文献记载可以看出，该方条文并非如《医宗金鉴》所认为的，是枳术丸证的错简。临床实践证明，原条文客观存在，并非错简。

3. 关于消水圣愈汤

桂枝去芍药加麻黄细辛附子汤加知母，即为清代陈修园的消水圣愈汤，自称“治水第一方”，并写到“一服即验，五服全愈”。方中加知母，滋阴化阳，通小便、消水肿。

我在临床中应用该方 20 多年，发现此方对胸腹水、心包积液、全身水肿确有疗效。广泛用于肝硬化腹水、心衰、胸腔积液、肺心病、肾病综合征等病的水肿均有疗效。

4. 关于苍麻丸及其临床应用加减

苍麻丸是北京中医院呼吸科首任主任许公岩先生学习应用经方后创新的经验方，对痰饮病（如慢支、肺气肿、慢阻肺、哮喘等）咳痰喘病症有独特的疗效，据说是小青龙汤的变法，实可羽翼小青龙汤，弥补了其化痰湿不足的一面，对于咳痰喘疾病的治疗，大大提高了疗效。

1985年，我购买了许公岩咳痰喘系统软件，在临床应用三十多年，收获很大，明显地提高了临床治疗效果，而且特别容易掌握。

“慢性咳痰喘是临床中呼吸系统疾病最常见的症状，也是多种肺病疾患的外在症状表现，若长期反复发作则难以治疗。”

“咳痰喘症大多由痰饮水湿所致，痰饮水湿虽责之于肺、脾、肾三脏，但尤以脾为关键所在，湿家理脾为要。”

“方中苍术苦温燥湿健脾，使脾气上升，上归于肺；麻黄辛温通阳，发汗利水，宣肺以助肺气肃降；莱菔子理气化痰湿以助胃气下行；桔梗、半夏以宣畅气机，燥湿化痰。从六经角度而言，苍麻丸的适应证为太阴病范畴的痰湿内蕴。从脏腑来看，当属痰湿、寒湿困遏肺脾。临床寒痰湿邪在里多见：痰多且黏稠，胸脘满闷，食纳欠佳，四肢乏力，腹胀不适，大便黏滞不爽，口不渴，舌苔厚腻等证时，即为苍麻丸的适应证。”（马家驹《胡希恕经方医学·经方表证》）

我的经验是，凡是病人咳痰、喘病久或复发，具有咳嗽痰多、喉中痰鸣、舌苔白腻、脉沉滑或弦滑等症，脏腑辨证为脾虚痰湿，六经辨证为太阴病夹痰湿中阻，就可以使用。它是一个系列方，基本方是苍术、桔梗、半夏、炒莱菔子四味药，喉中痰鸣加射干，无汗咳嗽剧烈加麻黄，鼻有流涕、鼻塞加杏仁、苏叶，初起外邪兼热象加连翘、公英，称为外感风邪方；咽干、痰不利、大便干加元参，气短加桂枝，称湿痰中阻方；胸憋闷加瓜蒌、薤白，夜间咳嗽加当归，小便不利加瞿麦。

十六、哮喘日久又加重，喘促气急言语难

【诊疗实录】

患者李某，男性，58岁，于2021年4月26日在他爱人的陪同下前来就诊。因为他是一个老病号，有二十多年哮喘病史，多年来断断续续一直是我给他治疗，因哮喘发展成慢阻肺、肺气肿、肺大疱，反复发作，经常住院。

患者走进诊室时，呼吸困难，痰鸣气喘，表现出哮喘持续发作状态，说话气短急促，他断断续续说："我感冒一个多星期了，流清鼻子，不停地打喷嚏，咳嗽气局（当地方言，指胸憋呼吸困难），一咳上来，气局快要断气了，胸满气局，嗓子堵，痰不利，嘴有时稍苦，不出汗，脊背怕凉。"

我查看了舌、脉，舌苔白腻干，舌下静脉瘀曲，脉弦滑。又按了按肚子，腹力3/5级，上腹痞满。

这个病人因哮喘年久，发展成慢阻肺、肺大疱，因感冒后外邪引动内饮的喘咳，为太阳太阴合病的小青龙汤证。

因胸满气促，去掉白芍；背恶寒加附子；病人喉中痰鸣，胸闷气短，无汗，应该是许公岩的苍麻丸的方证；咽堵，痰不利，加之腹诊上腹痞满，应该是太阴病的半夏厚朴汤方证，因喘甚，改苏叶为苏子。

予小青龙汤、半夏厚朴汤合苍麻丸加附子。

处方：姜半夏15g，杏仁10g，苏子10g，厚朴10g，茯苓15g，炙麻黄5g，苍术15g，射干10g，桔梗10g，炒莱菔子15g，干姜10g，五味子10g，细辛5g，桂枝15g，制附子15g，炙甘草5g，三剂，水煎服，一日两次温服。

2021年4月29日二诊：患者呼吸平稳地步入诊室，自诉："药后好多了，不喘了，还有些咳嗽，痰也利了，我看就照上次那个方子吃吧，数这次犯病好得快，吃了一天，喘就好多了"。守方七剂，水煎服。

【辨证解惑】

1. 关于小青龙汤方证

《伤寒论》第40条“伤寒表不解，心下有水气，干呕，发热而咳，或渴，或利，或噎，或小便不利，少腹满，或喘者，小青龙汤主之。”

《金匮要略·痰饮咳嗽病脉证并治》第35条“咳逆倚息不得卧，小青龙汤主之。”

小青龙汤主要治疗外邪里饮所致的咳喘，临床其主症是“咳逆倚息不得卧”，以喘为主或剧烈咳嗽，大塚敬节认为“小青龙汤证的咳嗽，夜间睡觉时也发生，早上醒来时眼睑浮肿，也是小青龙汤应用的指征之一”。

段治钧总结小青龙汤证有以下五点：“①干呕、发热而咳喘，或小便不利、少腹满，或渴，或利，或噎者；②咳而微喘，发热不渴者；③支饮，咳逆倚息不得卧者；④溢饮于外（水肿），有咳、喘者；⑤咳、喘，吐涎沫者”（《胡希恕经方精义笔录》）。

该患者素有哮喘二十多年，因外邪引动里饮而发作，外感一周多，流清涕，喷嚏多，咳嗽气促，剧烈咳嗽而喘促甚，符合太阳太阴合病的小青龙汤方证。

2. 关于苍麻丸方证

苍麻丸是许公岩的外感风邪方、湿痰中阻方的加减方，前面“胸腔积液慢阻肺，喘促气短病危及”篇中有详解。

3. 关于桂枝加厚朴杏子汤，半夏厚朴汤及半夏厚朴汤证腹诊及类案

详见后面的“慢阻肺史肺感染，咳喘痰多又气短”篇。

再介绍一个哮喘的病例。

患者姓王，54岁，男性，哮喘史二十年，最初由过敏性鼻炎引发。

自诉近半年来，气短加重，晨起鼻塞、鼻干，偶有流清涕，打喷嚏，喉中痰鸣，咽喉不利，脘闷，痰多，有痰则咳嗽，胸闷气短，上楼梯则气短加重，

汗出怕风，变天加重，有时身痒（既往有荨麻疹史），手凉，背困，小腿凉。舌苔白腻而干，舌质偏淡，舌下静脉瘀曲，右脉弦滑，左脉沉弱。

从2021年6月16日开始服用中药，随病情变化，小青龙汤、麻附细汤、许公岩的外感风邪方、八味解郁汤等方交替服用，服药四个月病情稍有好转，仍时有反复痰多气短。

2021年10月18日二诊：患者仍汗出，怕风，背怕凉，咳嗽，气短，活动或上楼梯则气短加重，咽喉不利，痰多，喉中痰鸣，胸闷，晨起仍鼻流清涕，打喷嚏，脘闷，手足凉，小腿凉，舌苔白腻，脉弦滑，腹诊：腹力3/5级，上腹痞满。

这个病如何辨证呢？

首先是哮喘二十多年，宿有痰饮，外邪引动内饮，汗出恶风，咳嗽，胸闷气短，应该是太阳太阴合病的桂枝加厚朴杏子汤证；背恶寒加附子。

其次，患者咳嗽痰多，咽喉不利，应该是痰气交阻太阴病的半夏厚朴汤方证；咳嗽，痰多，喉中痰鸣，胸闷气短，也是痰湿内阻的太阴病，许公岩的湿痰中阻方证。

予桂枝加厚朴杏子汤、半夏厚朴汤合湿痰中阻方加附子。

处方：桂枝10g，白芍10g，炙甘草5g，制附子10g，厚朴10g，杏仁10g，苍术15g，射干10g，炒莱菔子15g，桔梗10g，姜半夏10g，茯苓15g，生姜10g，苏子10g，大枣10g，七剂，水煎服，一日两次，温服。

一周后（2021年10月25日）复诊。患者自诉咳嗽、气短明显好多了，咳痰较前减轻了，偶有胃胀，小腿凉，舌脉同前，守方十四剂，调理巩固。

十七、慢阻肺史肺感染，咳喘痰多又气短

【诊疗实录】

我家属的一个亲戚，从鄂尔多斯市打来电话：“我们家老王的老慢支、肺气肿、肺炎又犯病了，在当地的一家大医院住了半个多月院，还是喘得不行，气短咳嗽得厉害，想去您那儿看一看呀，前年犯病，就是您给看好的。”

我告诉她说：“让他过来看看吧。”

这个病人抽烟四十多年，是个老慢支。

他们家兄弟四人，都有老慢支、肺气肿、慢阻肺。

两年前就因慢阻肺、肺气肿、肺部感染来看过，很快就看好了，一直挺好的，今年秋天病复发且加重。

病人王某，男，64岁，2020年12月6日前来就诊。

自述：“入秋以来，咳嗽痰多，喘、气短逐渐加重。”

“大夫说是慢阻肺、气管炎、肺气肿、肺部感染，经多方治疗效果不明显，后又住院输液。”

“咳嗽好了一些，还是胸闷气短，呼吸困难，活动或上楼梯就不行，偶尔干咳，痰少，咽喉不利，一动就出汗，气短喘得厉害，睡觉一躺下喉中有痰响，就像听见拉锯声一样，浑身没劲儿，不能干活，后背怕凉怕风，手脚凉，大便干，小便不痛快。”

我诊舌脉：舌苔白腻，舌下静脉瘀曲，脉弦滑。腹诊：腹力3/5级，上腹痞满。

这个病人如何辨证呢？

病人首先是个老慢支、慢阻肺，又有家族史，吸烟四十多年，常有咳、痰、喘，俗称“老慢支”，中医称“痰饮病”。

此次合并肺炎，经西医治疗，虽然咳嗽减轻，仍气短、喘甚，呼吸困难，病人动则汗出，怕风，后背怕冷，手足凉。

喘甚，又是素有痰饮的喘家，应该是表邪未解、里有痰饮的太阳太阴合病夹饮证，“喘家，作桂枝汤加厚朴杏子佳”（《伤寒论》第18条）。

病人“干咳痰少，咽喉不利，加之躺下则喉中痰鸣”，以及腹诊的上腹痞满，应该是“咽中有炙脔”的半夏厚朴汤方证。

入睡则喉中痰鸣似拉锯声，以及胸闷气短、喘、咳嗽，舌苔白腻，脉弦滑，应是脾虚痰湿中阻的太阴病，与许公岩先生的湿痰中阻方对证。

我临开方时，思考病人气喘甚，病久，总觉得处方的力度不够，忽然想起“背恶寒，又有手足凉，小便不利”，何不加附子，以振奋阳气，于是加了附子（寓以真武汤之义）。

处方：桂枝10g，厚朴10g，白芍12g，炙甘草5g，生姜10g，苍术15g，射干10g，炒莱菔子10g，桔梗10g，姜半夏15g，苏叶10g，茯苓15g，大枣10g，制附子10g，杏仁10g。

我考虑到病久，加之路途远，来去不便，开了二十八剂颗粒。

2020年12月19日，他家属来电话说：“我家老王中药吃了九天，就完全好了，一点也不气短了，上楼梯也不气短了，也不咳嗽了，而且多年的便秘也好了，就是吃了药后口干。能干活了，又去上班，扫马路了，剩下的药，能不能继续吃了？”

我告诉她说：“口干就停服药吧，剩下的药，等以后病复发了，再吃吧。”

以后遇到类似这样汗出、怕风而喘的病例，用上方都取得了很好的效果。

该方不仅对慢阻肺的喘有效，而且对哮喘亦有效。

再介绍一个慢阻肺咳痰喘的病例。

患者安某，女，74岁，于2019年1月8日在她女儿的陪护下前来就诊。

患者偏胖，行动活动气喘，咳嗽阵作，坐下后闻及其喉中痰鸣如拉锯音。

我问她：“你怎么难受了？咳嗽气短多少年了？”

她说：“我有慢性气管炎、肺气肿十来年了，最近三年加重了，每年都住院，最近刚出院，也吃了不少中药，还是咳嗽、气短、喘得不行，嘴也干，嗓子干，半夜口干想喝水，胸憋闷、气短，咳嗽痰多，嗓子不利，出汗多，大便有些干，不想吃饭。”

既往有高血压病四十多年，慢性萎缩性胃炎多年。

我查看舌、脉，舌质偏红，苔白腻，舌下络脉瘀滞，右脉沉弱，左脉弦滑。按了按肚子，腹力4/5级，上腹痞硬压痛。

这个病如何辨证呢？

首先，这是一个老慢支、肺气肿、慢阻肺的病人，咳嗽、痰多、气喘经多方治疗无效，还得综合分析、辨证准确才行。患者体型偏胖，舌质偏红，苔白腻干，口干、咽干、大便干，结合腹诊，腹力4/5级，上腹痞硬压痛，应该是“按之心下满痛者”之少阳阳明合病的大柴胡汤方证。

其次，咳嗽痰多，嗓子不利，喉中痰鸣，结合腹诊的上腹痞硬，应该是痰气交阻、咽喉不利的太阴病半夏厚朴汤方证。

六经辨证为少阳阳明太阴合病。

予大柴胡汤合半夏厚朴汤加味。方中加神曲、炒麦芽消食开胃。

处方：柴胡15g，姜半夏10g，厚朴10g，茯苓15g，苏叶10g，生姜10g，枳壳10g，白芍12g，黄芩10g，神曲10g，炒麦芽30g，大黄6g，七剂颗粒，每次一袋，一日两次，温水冲服。

2019年1月15日二诊：患者精神好转，行走活动时不见气短了。

她说：“我好多了，气好出了，咳嗽减轻了，痰也利了，不甚喘了，大便不干了，吃饭也好多了，这个方子行了，这回吃对了，还按这个方子吃哇！”

我看了舌、脉，苔转薄白腻干，脉同前，腹力4/5级，上腹痞硬压痛减轻了，守方七剂颗粒，服法同前。

2019年1月24日三诊：诸症明显减轻，咳嗽少多了，不气短，有些头晕，少气无力，口干想喝水，舌苔转薄白干，右脉沉弱，左脉弦滑弱，腹也软了不压痛了，应该是病后余邪未清、气阴两虚的阳明太阴合病证，予竹叶石膏汤调理。

处方：竹叶5g，石膏30g，党参15g，姜半夏15g，麦冬30g，炙甘草5g，生姜10g，大枣10g，十四剂颗粒，一日两次，每次一袋，温水冲服。

【辨证解惑】

1. 要用发展变化的观点动态分析病情

病人是素有痰饮的“喘家”，咳、痰、喘，每逢冬、春季复发并加重，此次复发，病程日久，经输液治疗，误用寒凉，病邪陷入阴证，为里虚寒的太阴少阳合病夹饮的表现。

最初患者动则汗出，动则气短加重，手足凉，怕风怕冷，背恶寒是太阳病桂枝汤证，但咳嗽痰喘两三个月，病情加重，实际上已转为太阴里阴证的桂枝加厚朴杏子汤证，其实桂枝加厚朴杏子汤就是为治疗水饮痰湿的太阴病而设，厚朴、杏子可温化水饮、降逆平喘。

“喉中痰鸣、咽喉不利”，是太阴病痰饮郁结的半夏厚朴汤方证。

2. 关于桂枝加厚朴杏子汤、半夏厚朴汤、湿痰中阻方

“桂枝加厚朴杏子汤”，在《伤寒论》第 18 条“喘家，作桂枝汤，加厚朴杏子佳”，还有第 43 条“太阳病，下之，微喘者，表未解也，宜桂枝加厚朴杏子汤”，加厚朴、杏子是治疗桂枝汤证有咳逆喘满者，也就是太阳太阴合病证。

该患者汗出怕风，应该是太阳病的桂枝汤方证。喘而气短，动则加重，应该是咳嗽喘满的太阴病。

患者素有咳痰喘的“老慢支”，应该是“喘家”，符合该方证的临床表现。

“半夏厚朴汤”治疗“妇人咽中如有炙脔”，也就是治疗痰气交阻、咽喉不利的太阴病。我临床上用它治疗“咳嗽痰多，咽喉不利”效果很好。

“湿痰中阻方”是许公岩先生的“苍麻丸”的系列方，详见前面“胸腔积液慢阻肺，喘促气短病危急”篇。

3. 关于半夏厚朴汤证的腹诊

《腹诊的循证医学研究》一书中记载，腹力，腹软 2/5 级，大多数有振水音，一般都有上腹部膨满感，部分有心下痞，或腹部动悸。

在《伤寒派腹诊》有“半夏厚朴汤可用于咽中有异物感，痰出者。平素痰盛者，亦可用之”，“腹候：胸满，心下微硬，咽中如贴纸屑也”。该患者腹诊“上腹痞满”，符合半夏厚朴汤的腹证。

十八、重症病毒性肺炎，高烧喘憋病危重

【诊疗实录】

我的笔记本记载了一个小儿重症病毒性肺炎的病例。

患儿陶某，男，3岁，素患咳嗽痰鸣气喘，久治不愈，经常肌注青链霉素注射液。于1979年5月20日（小满）这一天，因突然高热喘憋于上午九时许，他母亲抱着他急匆匆跑进医院。

患儿高烧，喘憋，呼吸急促，鼻煽，面赤，气喘痰鸣，就诊时突然痰阻气道，呼吸困难，窒息，继而呼吸骤停，立即进入病房抢救。经西医吸痰、静滴红霉素、氢化可的松、维生素C等，并肌注青链霉素、吸氧等抢救后，患儿仍高烧，喘息急促，烦躁，不停哭闹。当时值班的医生考虑是病毒性肺炎，建议同时服用中药治疗，请我前来会诊。

我摸小孩手稍微有些凉，问他母亲："他出汗不？"

他母亲说："出汗不多。"

我查看舌脉：舌苔白腻干，上罩黄腻苔，脉滑数而浮。

我考虑这个小孩应该是素有痰饮，蕴久化热，形成表寒里热之太阳阳明合病的麻杏石甘汤证。

予麻杏石甘汤加味，加黄芩、板蓝根、胆南星清肺解毒清痰热。喘憋痰多加葶苈子、前胡。加地龙、僵蚕祛风痰、利咽喉。有报道称，石韦可用于治疗慢性支气管炎及哮喘等（《中药临床手册》），又加了石韦。

处方：麻黄3g，杏仁6g，石膏15g，甘草6g，地龙3g，石韦6g，板蓝根10g，黄芩6g，葶苈子3g，胆南星3g，前胡6g，僵蚕3g。

两剂水煎服，一日两剂，分四次服，每六小时口服一次，每次100mL。

患者于下午五时服药，药后半小时许，热退，喘平，不烦躁了，但咳嗽痰

多。次日又开了两剂，改为一日两次口服。

两日后，咳痰减轻，呼吸平稳，仍有些痰多咳嗽，喉中痰鸣，开僵蚕18g研末，每次1g，一日三次，嘱其服六日，以清化风痰除余邪。

【辨证解惑】

关于麻杏石甘汤

在《伤寒论》第63条“发汗后，不可更行桂枝汤。汗出而喘，无大热者，可与麻黄杏仁甘草石膏汤。”在第162条“下后，不可更行桂枝汤，若汗出而喘，无大热者，可与麻黄杏仁甘草石膏汤。”

胡希恕先生认为，由于“发汗不得法，表邪未解，里多有热。”表邪郁闭和里热壅滞而致的麻杏石甘汤证，是太阳阳明合病证。“汗出是因里热蒸汗外出，不是桂枝汤的自汗出，虽汗出而喘，由于里热内盛，桂枝加厚朴杏子汤证无内热，为外感引发宿痰或下后气上逆；本方证为表证发汗后兼里热，故汗出多，喘亦剧。与麻黄汤证比较，彼为表实无汗之喘，本方专为表证兼有里热而设，其症汗出尤多。与葛根芩连汤比较，同属里热，但彼为下之后喘而汗出，以喘为主，且有下利。”(《胡希恕经方精义笔录》)

但他也认为“本方临床可治肺炎等病，但因其为发汗解表之剂而不可长用。非但汗出而喘可用此方，无汗而喘者，只需加大麻黄用量亦可用之。”（并举了治他四岁儿子肺炎的病案）

大塚敬节认为“对于幼儿喘息性支气管炎，该方多奏效……对成人的支气管哮喘也可应用，但可能会带来食欲减退，所以对胃肠弱者宜慎重。”他介绍，“曾对于痔核疼痛，服用麻黄杏仁甘草石膏汤，获得显著效果……是古矢知白的发明。”

近代擅长治疗小儿腺病毒肺炎的名医蒲辅周大师，也认为该方证也有无汗而喘的情况，认为该方证是表寒里热表现出“发热喘憋，口渴或不渴，烦躁，无汗或微汗，舌红苔微黄，或白而微干，脉浮数有力或滑数”(《蒲辅周医疗经验》)。

需要说明的是，虽然该方常于治疗气管炎、肺炎，但不可依西医的病名套用此方，反而多误，仍应重在辨证，不在辨病。

以上这个病例，就是学习了蒲辅周大师的经验，根据患儿手凉为表邪郁闭，面赤发热而喘为里热壅滞，辨为表寒里热的太阳阳明合病的麻杏石甘汤证。用麻杏石甘汤辛凉宣泄，清肺平喘，表里双解，依蒲老的经验加葶苈子、前胡、僵蚕等药，由于方证对应，效果显著。

下面再介绍一个小儿流感肺炎的病例。

在20世纪80年代，大概1981年，我回老家过春节，适逢亲戚家小孩患流感肺炎住院。小孩入院两日后仍然高热喘促，伴腹泻甚，其家属想让我去诊治。于是晚上我去当地县医院为小孩看病，病房内患小儿流感肺炎输液的孩子住得满满的。

这个小女孩两岁左右，正在输着液，其面红，高热汗出，喘促，伴有严重的腹泻，我看了一下肛门，红而稍肿。

凭经验用了葛根芩连汤原方，我想起《伤寒论》第34条“太阳病，桂枝证，医反下之，利遂不止，脉促者，表未解也，喘而汗出者，葛根黄芩黄连汤主之。”我一想，“喘而汗出”也不正是葛根芩连汤的主症吗，正好又有腹泻，方证对应，治腹泻连发热喘而汗出一起治了。

处方：葛根10g，黄芩5g，黄连5g，炙甘草3g，一剂水煎服。

告知其家属当晚煎服此药。次日上午，其父亲来我家，激动地说，“你开的药太神了！小孩吃了一剂药后不仅拉肚子好了，不发热了，也不喘了，就稍微有点咳嗽。”听完此言，我让他再抓一剂药以巩固。之后，每当我过春节回去，他碰到我都依旧感激不已。从此以后，他的两个孩子，感冒，发烧，扁桃体发炎，肺炎咳嗽都给我打电话咨询诊治。

每次回想起此病案，因为效果出乎意料，使我久久不能忘记。当时小孩家属主要是想让我治疗小儿腹泻，继续输液治疗肺炎。他可能认为中医治疗肺炎、退热止咳并不能起到显著效果。我也只是凭经验看到了小孩的肛门红肿，就想到了葛根芩连汤，结果歪打正着，治好了肺炎，经方之神奇，令人叹服！

十九、四季鼻炎春秋重，鼻涕喷嚏恼身心

【诊疗实录】

学生王某，男，十二岁半，五原人，2021年7月14日慕名来就诊。

孩子母亲讲："这个小孩是个早产儿，怀孕八个月出生的，从小吃奶粉长大。"

"从六岁开始，他就不停地流清鼻涕、老打喷嚏、擤鼻涕。"

"直到上学的时候，他还是不停地流清鼻涕，一天用一卷纸，鼻头擤得红红的，喷嚏打的都影响老师讲课了。"

"一年四季发作，春秋季症状加重。多年来到处看，几乎没有效果。"

"到北京某知名医院看了四次，说是变应性鼻炎，查出过敏原有三十二种，让打奥马珠单抗注射液。"

"这个针十二岁以后才能打，孩子今年四月份开始给打这个药的，一个月打一次，一次打两针，两针2888元，已经打了四次了，还是没效。"

她紧接着讲："听说您这儿看得好，就赶过来了。"

"现在是除了流清鼻涕、打喷嚏，还怕风怕凉、怕吹空调，吃孜然食品或着摸摸猫狗都能加重这个病的症状，鼻涕倒流，鼻子不通气，眼睛痒，不出汗，偶尔头痛，脖子僵，口臭，嘴唇烂，嗓子干痒，手心热，大便干，蹲厕时间长，爱发脾气。"

最后，她期望地说："您给好好看看，这病麻烦死了！"

可怜天下父母心！

我看这个孩子舌苔薄白润，摸脉弦滑，按肚子腹力3/5级、腹软、上腹压痛。

按六经辨证，孩子怕风无汗、项僵、头痛、流清涕、打喷嚏，脉弦滑，太阳表证显著，兼夹水湿。

看到这些症状，信口拈来《伤寒论》第31条"太阳病，项背强几几，无汗恶风，葛根汤主之"，当用葛根汤无疑。

孩子口臭，心烦易怒，便秘，阳明里实热证俱，有应用承气汤的指征。

我素来重视腹诊，“腹力 3/5 级、上腹压痛”的腹象还达不到承气汤的里实程度，故选用泻下之力较为柔和的大柴胡汤为宜。

于是开了七剂葛根汤合大柴胡汤。

8 月 6 日，二诊，患者因疫情而不便出远门复诊，所以停了几天药。

孩子母亲说：“吃了药症状有好转，便秘好些了，可停药又便秘了，还流清鼻涕，打喷嚏，鼻涕倒流，还是有口臭，大便干，心烦，爱发脾气。”

我按了肚子，还是上腹压痛，方子应该对的呀！为何效果不佳？问题出在哪儿了？

我仔细想了想，孩子是早产儿，先天不足，从小吃奶粉长大，又病六年之久。

虽然表证明显，但表也得分虚实，既然治疗表实证（即太阳病）的葛根汤效微，那么非实即虚，试一下解表虚证（即少阴病）的麻附辛汤，用附子振奋机体沉衰机能，助麻黄细辛解表逐饮，又开了七剂。

处方：麻黄 5g，制附子 5g，细辛 3g，柴胡 15g，黄芩 10g，白芍 12g，姜半夏 10g，大黄 6g，枳壳 10g，焦栀子 10g，七剂，颗粒冲服，日两次。

至 8 月 27 日，三诊，过了三周，母子俩来复诊了。

这次孩子母亲喜笑颜开，特别高兴地说：“孩子鼻涕不倒流了，流出的也少多了，喷嚏几乎不打了，症状减轻十分明显，还有点口臭、便秘，爱发脾气，总算快好了！”

因病史久，症状减而未愈，守方十四剂。

并嘱咐他们，孩子吃药期间症状消失就停药，存放好剩下的药，等以后出现同样症状时再服用。

半个月过后，孩子母亲打来电话说：“回家后只吃了三剂药，病都好了，不难受了，就停药了，到现在一直挺好的，偶尔接触猫狗犯病，吃一剂药就好了，再次感谢您！”

【辨证解惑】

1. 变应性鼻炎虽难愈，中医调治确有优势

近些年，变应性鼻炎的患病率迅速上升，男女老少均患病，且有明显的遗

传倾向。

多数患者症状发作于春秋两季，严重者四季均有症状，有部分患者可发展成过敏性哮喘，致使病情变得更加复杂难治。

变应性鼻炎相当于中医的鼻鼽病。虽然难治，但中医治疗此病证有明显的优势，确有丰富的效方可供辨证治疗选用。

只要辨证准确，方药对应，不仅取效很快，而且远期疗效也很好。

尤其经方，如桂枝汤、桂枝加葛根汤、葛根汤、麻黄附子细辛汤、小青龙汤、麻杏石甘汤等都是治疗表证包括鼻炎的经典效方。

2. 表证也得分虚实，虚实不分效两异

本案初诊用葛根汤合大柴胡汤，服药虽然有效，但不尽人意，证实方证对应有所偏离。

复诊时经反复思考后找到症结，病在表无疑，非实即虚，易为麻黄附子细辛汤合大柴胡汤，立即显效。

由此可见，六经辨证不仅要定病位（表、半表半里、里），更要明病性（寒热、虚实、阴阳），进而才能为方证辨证正确指导。

关于表实表虚，其实质是什么？

表实证的方药有以麻黄汤和桂枝汤为代表的类方，表虚证以麻黄附子细辛汤和麻黄附子甘草汤为代表。在方药组成中，它们的显著区别就是附子。

简而言之，麻桂剂中无附子者为表实，加附子者为表虚，可见附子能补虚。

补什么虚呢？可能大家都会认为是补阳，但我更倾向于“振奋机能，起沉衰”的表达。

因为那么多的补阳药，为何独选附子？

缘于附子“振奋机能，起沉衰”的作用无法被替代。

这不仅表现于表虚病方证中，其他方证亦可见。

诸如金匮肾气丸、真武汤、四逆汤治小便频数或不利，以附子振奋膀胱气化功能，使小便自可；薏苡附子败酱散治疗肌肤甲错类的皮肤病（湿疹、银屑病、鹅掌风）效佳，以附子起肌肤沉衰，促使肌肤快速愈合。

3. 表里同病可同治，治里亦能助表解

表里同病时，一般的治法是先解表后治里，除非里有急则先救里（如《伤寒论》第 91、92 条，太阳、太阴合病）。

临床发现，表里同病往往可以表里同解的，不但不矛盾，反而可以速效，就如本案，麻黄附子细辛汤解表治鼻炎，大柴胡汤泻下除胃热腑实，不但不违和，反而表里双解。

经方中不乏类似方证，如五苓散等苓桂剂（苓桂术甘汤、苓桂枣甘汤、茯苓甘草汤、苓桂味甘汤等）、桂枝加大黄汤、大青龙汤、麻杏甘石汤等。

总之，只要遵循“有是证用是方药”的原则，可灵活合方加减应用。

看似药性相反、表里不同的药，只要符合方证，就能一起应用，各自发挥各自的药性以纠偏治病。

4. 类案

某男，19 岁，因过敏性鼻炎反复发作，于 2016 年 8 月 26 日初诊。

患者鼻塞流涕、喷嚏频作三年，遇寒加重，晨起干呕，咽痰不利，口干苦，二便调，苔薄白，脉弦滑。

患者鼻塞喷嚏，表证明显，又病久难愈，阳气怫郁，机能沉衰，宜麻黄附子细辛汤补虚解表；患者晨起干呕、口苦，少阳病证俱，宜小柴胡汤和解；咳嗽而咽痰不利，用半夏厚朴汤化痰利咽；又鼻中分泌物多，以薏苡附子败酱散排脓除湿；故选用麻黄附子细辛汤合小柴胡汤、半夏厚朴汤、薏苡附子败酱散加减，因参枣补益壅滞，不利于除痰浊，故去之。

处方：姜半夏 10g，制附子 5g，生麻黄 5g，薏苡仁 30g，败酱草 15g，细辛 3g，柴胡 15g，黄芩 10g，辛夷 10g，炙甘草 5g，厚朴 10g，苏叶 10g，苍耳子 10g，茯苓 15g，生姜 10g，九剂，水煎服。

另取苍耳子 10g，取适量香油，文火炸焦，滤取药油，用棉签蘸药油润涂鼻腔，1 ～ 2 次 / 日。

患者后于 2021 年 1 月 12 日陪同他母亲来看病。他母亲说儿子服药后诸症已消，且此后偶然复发，自行服此方亦能症消，后将此方推荐给身边鼻炎患者，疗效亦显著。

下面再介绍一个过敏性鼻炎的病例。

患者慈某，女，33 岁，2021 年 5 月 21 日前来就诊。

患者自述：“我得了过敏性鼻炎五年多了，每年五一节前后发作，今年近一个月来病又复发。到处看，吃中药、西药都没有效果。听说你治这个病很在行了，今天来找你给看一看。”

我问她：“现在主要怎么难受？”

她说：“主要是早晨一起来，不停地流清鼻涕，有时还流黄鼻涕，打喷嚏，还咳嗽得厉害，嗓子痒就咳嗽，咯黄痰，嗓子不利。”

我又问她：“出汗不？怕凉怕风不？口干苦不？”

她回答说：“出汗了，怕凉怕风，口干，不想喝水，平时血压一直偏低。”

我查看了舌、脉，舌苔薄白腻，脉沉弱。按了按肚子，腹力3/5级，上腹有些痞满。

这个病如何辨证呢？

首先，流鼻涕、打喷嚏是表证，加之汗出，怕凉怕风，应该是太阳病的桂枝汤证，考虑其流黄鼻涕、咳黄痰、口干的现象，加葛根解肌清热。我想起大塚敬节介绍日本汉方的《本朝经验方》葛根汤加川芎、辛夷，治疗慢性鼻炎的经验。

其次，咳嗽剧烈，咽痒即咳，嗓子不利，结合腹诊上腹痞满，应该是痰气交阻之太阴病的半夏厚朴汤方证。

六经辨证为太阳太阴合病，予桂枝加葛根汤加川芎、辛夷合半夏厚朴汤。

处方：葛根15g，桂枝10g，白芍10g，辛夷10g，苍耳子10g，川芎10g，炙甘草5g，生姜10g，大枣10g，姜半夏10g，厚朴10g，苏叶10g，茯苓15g。七剂颗粒，一次一袋，一日两次，温水冲服。

2021年5月31日二诊：患者一进来就说：“我的病好了，不流鼻涕了，也不打喷嚏了，也不咳嗽了，每年犯病就这次效果最好，现在就是血压低，90/60mmHg，身上软，没劲，少气无力。”

我考虑其为病后气阴两虚的阳明太阴合病，予竹叶石膏汤善后。

处方：竹叶5g，石膏30g，沙参15g，麦冬15g，姜半夏10g，炙甘草5g，大枣10g，生姜10g，三剂颗粒，一次一袋，一日两次，温水冲服。

2021年6月2日三诊：自述病好了，她说：“月经推后两日，自测早孕试纸阳性。”

脉象双手尺脉滑左甚，嘱其停药。

二十、心衰发作真苦恼，气短乏力腿脚肿（附糖尿病气短腿肿案）

【诊疗实录】

2021年2月1日，星期一，一位姓马的74岁女性患者，在他儿子的搀扶下前来就诊。

老人面色萎黄偏暗，形体瘦小，看起来弱不禁风。

她儿子说："我母亲感觉气短三个多月了，一活动就更厉害，看了几家医院都没有明显效果，诊断说是冠心病、心衰了，这几天气短加重，小腿肿，脚也肿，最近几天平坐不动也出气困难，少气无力，头晕头疼，头顶有东西压的感觉，胸闷胸憋还会扯起后背心疼，今天特意来找你给看看。"

我问患者："除了胸闷气短，头晕乏力，还哪里难受？"

老人说："口干不想喝水，胃里头烧，胃怕凉，也怕吃热的，脖子僵困，腰困疼，腰和膝盖都怕冷，手脚冰，小腿和脚浮肿，大便稀不成形，有时小便不利，这几天睡不着觉，一晚上都睡不着！"

我查看了舌脉，舌质偏暗淡，舌苔薄白，舌下静脉瘀曲，脉弦滑。又按了按她的肚子进行腹诊检查，腹力4/5级，上腹部痞硬压痛。

她儿子拿出前几天的CT检查报告：颈椎3～6椎间盘突出，颈椎骨质增生（2021年1月26日）。我给她开了胸片，心电图，心脏彩超检查。

一个小时后，她儿子拿着检查报告单来找我，心电图提示：Ⅲ导联异常Q波；心脏彩超提示：二尖瓣中等量反流，主动脉瓣中等量反流，心脏舒张功能减低；胸片提示：双肺纹理增粗。

当时考虑患者气短严重，心衰加重，强烈建议其住院治疗。

其母子二人均不愿意住院，想先吃几天中药看看，我因只周一、三、五上午出诊，于是只开了四剂颗粒中药，并再三嘱咐让她周五（2月5日）一定来办理住院，并告诉他们如果服药后，没有明显效果或病情有所加重，随时来办住院手续。

这个病人该如何辨证呢？

首先，患者面色发暗，胸憋气短，加之上腹痞硬压痛，应该辨证为太阳阳明太阴合病的木防己汤方证。

其次头晕乏力、腿肿、小便不利，手足凉、怕冷是太阴少阴合病的真武汤方证。

患者头沉、头顶如有重物压的感觉、足凉、小便不利，是外寒里饮证；结合气上逆、眩晕明显，辨证为太阳太阴合病的苓桂五味甘草汤方证。

腰痛、腰膝怕凉、小便不利，为太阴病的肾着汤方证。

处方：防己15g，党参30g，桂枝15g，生石膏30g，五味子10g，茯苓50g，炙甘草10g，焦白术15g，白芍10g，干姜10g，制附子10g，生姜10g，大枣10g，四剂配方颗粒，温水冲服，一日两次，饭前服。

周五（2月5日）复诊，母子喜笑颜开走进诊室说，吃药后好多了，头不晕了，气短好多了，能平躺下睡了，后背也不痛了，大便正常了。服药后意外发现睡眠好了，腰有劲了，小腿、足水肿消失。

我又查看了舌脉，舌质偏暗，苔白腻干，舌下静脉瘀曲，脉弦滑有力。又动员其住院，做进一步检查，患者一再表示不想住院，守方十四剂颗粒，调理巩固。

一年后，在2022年2月28日，老人因正月初十（2月10日）吃水果后胃痛又来就诊，一坐下来就说："去年你给我开的药，吃完药就好了，上下楼也不气短了。最近又胃难受，又来找你了。"

【辨证解惑】

1. 关于木防己汤

木防己汤出自《金匮要略·痰饮咳嗽病脉证并治》，原文："膈间支饮，其人喘满，心下痞坚，面色黧黑，其脉沉紧，得之数十日，医吐下之不愈，木防己汤主之。虚者即愈，实者三日复发，复与不愈者，宜木防己汤去石膏加茯苓芒硝汤主之。”

大塚敬节认为“膈间支饮，其人喘满——指胸膈中水毒痞塞而喘满。”“心下痞坚——上腹部硬如板状。心下痞坚与心下痞硬意义相同，均为痞塞而硬之意。”

该方证的主症是喘满，面黑，心下痞坚。支饮即指咳逆倚息，气短不得卧，其形如肿等症。膈间支饮，冲逆胸膈，致其人喘满。胃虚饮聚，故心下痞坚。面色黧黑，为病水之征。喻嘉言认为“盖以支饮上入，阻其气，则逆于肺间而为喘满；阻其血，则杂揉心下而为痞坚；肾气上应，其色黑，血凝之色亦黑，故黧黑见于面部”(《古今名医方论》)。该解释似乎更贴近临床。

该患者面色发暗，胸憋气短，加之上腹痞硬压痛，与该方证“其人喘满，心下痞坚，面色黧黑”相对应，其病机实为胃虚停饮而冲逆（向上冲逆就叫支饮），胸膈的外邪内饮的太阳阳明太阴合病夹饮病。

该患者腹诊上腹痞硬，虽未达痞坚的程度，但根据体弱的情况，排除了大陷胸汤、大柴胡汤等方证。

2. 关于桂苓五味甘草汤

桂苓五味甘草汤也是出自《金匮要略·痰饮咳嗽病脉证并治》，原文“青龙汤下已，多唾口燥，寸脉沉，尺脉微，手足厥逆，气从小腹上冲胸咽，手足痹，其面翕热如醉状，因复下流阴股，小便难，时复冒者，与茯苓桂枝五味甘草汤，治其气冲。”

陈修园认为，下虚之人（尺脉微）误用小青龙汤后，动其冲气，冲脉起于下焦，夹肾脉上行至喉咙。“气从小腹上冲胸咽”形成“手足厥逆”“手足痹”；“上浮之阳”使“其面翕热如醉状，因复下流阴股，小便难，时复冒者。”“冒即头晕头沉，头如戴物，这也是气夹饮上逆的证候，饮随之上逆则头晕且小便不利而难。”（段治钧《胡希恕经方精义笔录》）

大塚敬节根据气夹饮上逆的病机，治疗中耳炎渗出液潴留者，耳部闭塞，头部有戴物感，醉酒貌，常伴有下虚的下肢发凉或足冷的症状，其表现为耳痛、耳堵塞感、面部烘热感，双下肢发冷等症，常用本方治疗而获效。

该患者头晕，头沉，头顶有东西压的感觉，结合手脚冰冷，符合桂苓五味甘草汤方证。

3. 类案

再讲一个木防己汤方证的案例。

患者任某，男性，76 岁，民营企业家。

2020 年 8 月 14 日初诊，有冠心病史、脑梗史、糖尿病史，现皮下注射胰岛素，血糖控制尚可。平素饮食喜欢吃肉饮酒，脾气暴躁易怒，说话声音洪亮，体偏胖壮实，个头不高，面色偏暗。半年前因呼吸困难，气短，服茯苓杏仁甘草汤合橘枳姜汤而愈。

患者近一月来双下肢浮肿，脚肿甚，足背肿像面包一样，晨起气短加重，呼吸困难半月余。口干不喜饮，小便量少，大便干，三四日一行。口唇发绀，舌苔薄白，舌下静脉瘀曲，脉沉弱。腹诊：腹力 4/5 级，上腹痞硬，左少腹压痛。当日查双侧下肢血管彩色多普勒超声检查示：双侧胫前动脉闭塞，双下肢动脉硬化伴斑块（多发）；双侧小腿肌间静脉扩张；双侧小腿皮下软组织水肿；双下肢深静脉未见异常。心脏彩超示：节段性室壁运动异常；左心扩大；二尖瓣反流（中量）；三尖瓣反流（少量）；主动脉瓣反流（少量）；左心功能减低。尿常规示：尿蛋白（++）。

这个病例该如何辨证呢？

患者面色发暗，口唇发绀，晨起胸闷气短加重，结合腹诊上腹痞硬，考虑是太阳阳明太阴合病的木防己汤方证，但因其“腿足肿甚，大便干数日一行”，应该是“实者”，所以用“木防己汤去石膏加茯苓芒硝汤”。

其次，患者有糖尿病、冠心病、脑梗病史，喜饮酒食肉，暴躁易怒，说话声音洪亮，动辄跟人吵架，出言不逊，有“其人如狂”之嫌，考虑防己地黄汤治疗中风“风乘火势，火藉风威”之瘀热内阻的病机。由于该方证只有“病如狂状，妄行，独语不休”“金匮书寥寥数语，读者疑其未备，然而所包者广也。”（陈修园《金匮要略浅注》）

胡天宝老师善用经方治糖尿病，其中有用防己地黄汤合小陷胸汤治疗糖尿病。依据该方证的病机辨证，针对糖尿病病在血分，湿热瘀滞，日久为患，方中用大量的生地黄凉血消瘀；桂枝辛热，通血脉，开结气，宣导诸药（喻嘉言《古今名医方论》）；防风祛风胜湿；防己利水通利二便，泻下焦血分湿热；甘草和中。针对其易饥能食，胃火炽盛，合用小陷胸汤，瓜蒌、黄连清胃热，以断其邪热之粮草。应用该方是学习胡天宝老师的经验。

该案六经辨证为太阳阳明太阴合病，予木防己汤去石膏加茯苓芒硝汤合防己地黄汤合小陷胸汤加减。

处方：防己 30g，茯苓 80g，桂枝 40g，生地黄 70g，炙甘草 10g，防风 40g，瓜蒌皮 20g，黄连 40g，沙参 50g。五剂，水煎服。另外开芒硝 10g，三剂，兑入冲服。

2020 年 8 月 21 日二诊：药后诸症明显好转，腿不肿了，足肿消了许多，气短也减轻了，大便通畅。舌苔薄白腻，舌下静脉瘀曲，脉弦滑。腹诊：腹力 4/5 级，仍上腹痞硬，左少腹无压痛。当日查尿常规：尿蛋白（+）。效不更方，守方去芒硝，七剂，水煎服，一日两次，温服。

一年后，在一次饭局上偶遇，我问道：“你后来是不是又去北京某医院看去了？”（因为他是民营企业家，以前一犯病，小孩就让他去北京）他说：“自从上次吃完药，腿不肿了，脚也不肿了，气也不短了，病好了，哪也没去。”

二十一、心梗肺炎又心衰，气短水肿病情危

【诊疗实录】

这次我讲一个主要症状为“喘憋、气短、乏力、水肿”的病人。

病人姓贾，男性，69岁，四子王旗人，是我们医院中药房主任的公公。

2019年4月7日，家属用轮椅把他推入我的诊室。他说:“我因为肺心病、室颤、心衰，在你们医院心病科住院治疗。出院两天后，仍然气短、胃胀，不想吃饭。听儿媳妇说，这些症状吃中药好，今天来找您看看。”

老人身体瘦弱，面色灰暗、缺乏光泽，稍活动则喘憋气短。

他说道:“我主要是胃胀得厉害，饭后更明显，不想吃饭，老打嗝，感觉气顶到了胸口，气短乏力，腿脚肿得厉害，两个脚肿得像面包一样，穿不进鞋。还口干苦，想喝水，身上怕冷，手脚凉，大便干的，小便不利索，睡觉还不好。”

我看了他的舌苔，诊了脉：舌质淡胖，苔薄白腻中裂，舌下脉络瘀滞，脉沉弦。

按肚子进行了腹诊：腹力4/5级，上腹痞硬压痛，脐下悸。

诊余，我看了他的住院病历，正巧心病科主管医生今天来跟我学习，详细介绍了患者病情：

2019年3月25日，患者因“急性心肌梗死”收入我院心病科。

住院后，给予紧急溶栓治疗，溶栓期间患者发生室颤，立即给予胸外按压、电除颤，经抢救得以存活。因心梗后心衰、心源性休克，用多巴胺维持血压。

次日（2019年3月26日），给予行冠脉造影、冠状动脉支架植入手术，术后患者反复心衰，同时合并肺部感染（痰培养为敏感肺炎克雷伯菌），加之既往有慢阻肺、糖尿病史，病情复杂，治疗比较棘手。

心病科给予积极抗感染、改善心衰等治疗。

病区主管医生补充说道，患者在住院期间请了老中医专家会诊，开了三剂中药，服后胃胀加重，吃不进饭了，并且烦躁得厉害，病人主动要求出院。

2019 年 4 月 5 日，患者烦躁不安，无法继续住院治疗，而办理了自动出院手续。

出院前指标：白细胞 10.53×10^9/L ↑；中性细胞粒比率 75.81% ↑；血沉 61.2mm/h ↑；C 反应蛋白 56.1mg/L ↑；NT-proBNP 5479.05pg/mL ↑；白蛋白 30.5g/L ↓。

出院前患者咳嗽、咳痰，咳红色果冻样痰，稍活动则喘憋，主管医生说是其感染、心衰未完全控制。

面对这个疑难危重病例，该如何辨证施治？

患者“口干苦，大便干，脉沉弦”，结合腹诊“腹力 4/5 级，上腹痞硬压痛”，考虑为少阳阳明合病之大柴胡汤方证。

口干喜饮，小便不利，气上冲胸，气短水肿，脐下悸动，为水饮内停，上不能濡养口咽，下不能随尿而去，留于体而变证丛生，宜五苓散，消渴逐饮。

胃胀嗳气，食后益甚，舌胖苔腻，为脾虚失运，宿痰停水，符合外台茯苓饮方证，运脾胃、助消化、消痰气、增食欲。

老人体弱，面色灰暗、缺乏光泽，稍活动则喘憋气短，恶寒四逆，下肢肿甚，舌淡胖大，苔薄白腻，为阳虚水泛，符合真武汤方证，温阳制水。

综上分析，这是个寒热虚实夹杂的危重病例。既有里虚寒之太阴证，又有表里阳热实证，总属三阳太阴合病。

综合考虑，予大柴胡汤合五苓散、外台茯苓饮、真武汤加减为宜。

处方：柴胡 15g，黄芩 10g，大黄 10g，枳壳 10g，白芍 10g，半夏 10g，猪苓 15g，茯苓 15g，泽泻 30g，桂枝 15g，党参 15g，生白术 60g，陈皮 30g，附子 10g，生姜 10g，四剂，颗粒冲服，日两次。

四日后（2019 年 4 月 11 日），患者自述，服药当晚（2019 年 4 月 7 日），排出约 500mL 尿液，觉得身体舒服多了，心不烦了。

服药第二天（2019 年 4 月 8 日），气上冲的症状明显减轻了，脚可以穿进鞋了。晚上，又排出约 1000mL 尿液，下肢水肿明显减轻了，但仍感气短乏力。

2019 年 4 月 11 日，患者坐轮椅再次就诊，大便通，前面症状皆好转，遂将上方的生大黄10g改为酒大黄5g，七剂，颗粒冲服。

七日后（2019年4月18日），患者步入诊室，精神好。自诉药后身体轻盈很多，双下肢及双足水肿消失，腹胀满已，纳食香，小便利。

再次腹诊：腹平坦，按之拘急，上腹压痛，脐下悸。守方续服七剂，巩固疗效。

这样危重的患者，中医及时参与治疗后，疗效非常好。只可惜，患者因搬家离开本市而未能复诊。

两年后，我在整理病例时，随访患者家属，得知其搬迁到新址后，因病情反复，在当地医院治疗多次，效果都不好，已于三个月前去世，对此深表惋惜。

该病例给了我很大启发，我也因此积累了宝贵经验。轻病就不说了，临床当遇到某些复杂危重病证，西医治疗遇到瓶颈时，中医及早地参与治疗，确能挽回许多生机。

中医并不是大多数人认为的慢郎中，只因中医看的大多是慢性病，从而造成了大众对中医的误解。

事实证明，中医确能解决诸多危急重症，这些危急重症的辨治经验急需整理总结，发扬光大，以填补医学的某些空缺。

【辨证解惑】

1. 虚实夹杂的危重病人，治疗要虚实兼顾

这个病人，心衰、室颤病危重，因性格倔强、心情烦躁，拒绝继续住院治疗。

病人一方面，有气短、乏力，小便不利，下肢水肿，全身怕冷，手足凉的阳虚水泛的虚证。

另一方面，又有烦躁易怒，口干苦，脘胀，腹部胀满，大便干，以及上腹痞硬压痛的少阳阳明合病的里实热证。

同时又兼具素有痰饮，脘胀，腹胀，纳差，小便不利的停痰宿水，胃中水饮的太阴病。

二便不通，少阳阳明合病的里实热不下，尿少、水肿的饮邪不除，邪盛而

正衰，阳气更加虚衰，机能无力恢复。

如此虚实夹杂，寒热错杂之证，该如何兼顾治疗呢？

“小大不利治其标”，这是胡希恕先生的经验。

然单用泻下利水之剂，正气势必更加虚衰。万全之计，当扶正祛邪。所以用大柴胡汤、五苓散时合用了外台茯苓饮、真武汤。

2. 关于大柴胡汤、五苓散、外台茯苓饮、真武汤

（1）关于大柴胡汤的方证

在“脑出血病兼肺炎，并发下肢静脉栓”篇已详述。这里需要说明的是：此案患者除有肺心病之外，尚有肺部感染，而大柴胡汤也是治疗肺炎的主方，若肺炎伴黄痰面赤者，可与小陷胸汤合用。

本案患者，因年老体弱，肺炎证候并不典型，无发热、咳嗽、黄痰、口渴等症，故无需合并他方专门治疗所谓的“肺炎”，这也体现了中医辨证论治的思维。

（2）关于五苓散方证

五苓散证的病机为胃虚停饮，或水停脐下，或水停于里，发汗表亦不得解。在段治钧《胡希恕经方精义笔录》中讲五苓散的适应证如下：

1）发汗出，脉浮，微热，消渴或烦渴而小便不利者；

2）表不解，水停不化，渴欲饮水，水入即吐的水逆证；

3）因停饮致心下痞，而口烦躁，小便不利者；

4）霍乱，有表证（不可发汗），而渴欲饮水者；

5）水停脐下，气冲于上，脐下悸，吐涎沫而癫眩者。

而该方证的主症，也是“使用五苓散最重要的指征，口渴与小便尿出减少”（大塚敬节《金匮要略研究》）。

（3）关于外台茯苓饮方证

《金匮要略》记载“外台茯苓饮，治心胸中有停痰宿水，自吐出水后，心胸间虚，气满不能食，消痰气，令能食。”

该方治脾胃虚而痰食水邪停滞，是四君子汤和橘枳姜汤的合方，是四君子汤或人参汤证的实证状态。方中的橘枳姜汤主治胸满短气，见于《金匮要略·胸痹心痛短气病》“胸痹、胸中气塞，短气，茯苓杏仁甘草汤主之，橘枳姜汤亦主之”，故本方能主治胸满气短之气滞兼有虚证者，亦可认为是橘枳姜汤的虚证状态。

本方是太阴病方证，主症是胸满脘闷、纳呆、腹胀、纳差、小便不利。

临床上我常用此方治疗纳呆、脘胀或腹胀或饮水后脘胀，不想吃饭，嗳气的脾虚水饮证，药后多数能消除脘腹胀满，恢复食欲。

我临床中发现，体虚夹食的病患，服用泻下药不耐受，出现呕吐的症状，合用外台茯苓饮，常能获得满意疗效。

另外本方针对常服泻药的便秘患者，重用方中的生白术（30 ～ 60g），常获良效。

（4）关于真武汤方证

真武汤主治外邪内饮证，为治阴证而里有水气的主方，与桂枝去桂加茯苓白术汤、苓桂术甘汤同是治疗误发汗，里有停水之病的方子，只是本方证已陷于阴证，而那两方证未转陷于阴。

方中生姜、附子，解少阴表证，故本方治少阴太阴合病证。

《伤寒论》第 82 条“太阳病发汗，汗出不解，其人仍发热，心下悸，头眩，身瞤动，振振欲擗地者，真武汤主之”，以及第 318 条“少阴病……腹痛，小便不利，四肢沉重疼痛，自下利者，此为有水气，其人或咳，或小便利，或下利，或呕者，真武汤主之”。

本方治水饮内停，与五苓散证有别，赵羽皇曰“盖五苓散行有余之水，真武行不足之水。”（《古今名医方论》），而该患者虚实夹杂，即有有余之水，又有不足之水，故五苓散、真武汤合用之。

3. 关于本案涉及的腹诊

该患者的腹象“腹力 4/5 级，上腹痞硬压痛，脐下悸”，腹力 4/5 级，说明腹部充实饱满，上腹痞硬压痛是大柴胡汤的腹象，详细见于前面的病例。

关于“脐下悸”在《金匮要略·痰饮咳嗽病脉证并治》“假令瘦人，脐下有悸，吐涎沫而癫眩，此水也，五苓散主之。”

在《腹诊的循证医学研究》中记载“五苓散，腹力中等度（3/5 级），大多数有振水音，一般有心下痞，部分有腹部动悸”。

二十二、肺癌多发转移瘤，二便不通病重危

【诊疗实录】

超某，女，61 岁，蒙古族退休干部。

2019 年 12 月 15 日，她爱人给我打电话说：“超某，得了肺癌，手术三年多了，最近一年，又发现骨转移、脑转移、肺转移，还有胸腔积液。做了多次放疗、化疗、靶向治疗，现在身体太虚弱了，就从北京某医院回来了。最近尿少、尿不利，有时尿不出来，今天到市某医院泌尿外科住院，你能不能过来给看一下！”

她爱人是我的老乡，我们关系很好，所以也不会太客气，于是去了该医院泌尿外科病房。

她爱人向我介绍了她的病情，说道：“她已经卧床大半年了，精神很不好，总是想睡觉，脸色白的，表情呆板的，老闭着眼睛，不愿说话，不想吃饭，口干想喝水，八天没有大便了，前几天尿频不利，四十分钟尿一次，小便浑浊，今日不尿了，做 B 超说尿潴留 500mL。”

现在吃的西药靶向治疗药奥西替尼和降压药，西医诊断：肺癌，骨转移，脑转移，胸腔积液，放、化疗，靶向治疗后尿潴留。入院后已经给予导尿处理。

我看了一下舌、脉，舌暗淡，苔薄白润，脉沉弱。

腹诊：腹膨满充实，腹力 5/5 级，上腹痞硬压痛，小腹充实，按左少腹时表情痛苦尤甚。

用个什么方子治疗呢?

二便闭，当急则治其标，依腹诊“上腹痞硬，小腹充实压痛，左少腹压痛甚”，用大柴胡汤合桃核承气汤。

小大不利治其标，这也是胡希恕先生讲学时常强调的。

《金匮要略》“按之心下满痛者，此为实也，当下之，宜大柴胡汤。”小腹充实压痛，左少腹压痛甚，是桃核承气汤“少腹急结”的主症。二方合用，清泄实热瘀阻，解决当前急迫的二便不利问题。

处方：柴胡15g，大黄20g，桂枝10g，芒硝10g（冲服），炙甘草10g，桃仁10g，白芍12g，姜半夏10g，枳实10g，黄芩10g，生姜10g。三剂，水煎服。

我特意嘱咐，告诉他们尽快煎药服下。

第二天中午，她爱人给我打电话说：“昨天煎的第一遍药，早上吃了全吐了，还没大便了，你说怎么办呀！”

我想着，可能是因为她长期卧床，少动食少，脾虚不运，水饮内停，所以又在前方中加了党参30g，白术60g，茯苓30g，陈皮30g，兑在上次药的第二煎中，一起煎服。

三天后（2019年12月18日），她爱人又打来电话说：“第一次服药，虽然吐了，但下午大便通了，后来一直服这个药，大便次数增加了，拉的量还多，尿量也多了，人看起来精神好多了，还继续吃这个方子吧！”

我说：“可以了，过几天我再去看看。”

过了一周后（2019年12月25日），病人出院回家了。

我去家中探视，她爱人说：“服药期间，大便次数挺多的，停了几天药，大便又两日一次，小便靠导尿管排尿，精神好多了，现在能独立下地行走，能坐着吃饭，但一口也不想吃，坐起来眼盯着饭菜，就是不想吃。”

我看舌苔没什么变化，舌下静脉瘀曲，脉象沉弱，按了肚子好多了较前软了，左少腹仍有压痛。

我考虑到，病人不想吃饭，乃胃气大伤，宗“无胃气则亡”之训，治疗当首保胃气，所以开了李东垣的升阳益胃汤去羌、独活合外台茯苓饮，开了七剂颗粒。

又过了一周，到了2020年1月1日，我去看她，见其好多了，能吃饭了，精神好转，开始与人交流，有笑容，偶尔也看手机了。效不更方，又开了七剂颗粒，调理巩固。

又过了几天，她爱人又给我打来电话说：“她右大腿根部疼痛厉害，向下肢放射，我给买了些外用的膏药外贴，也止不住疼。”

他让我再去给看看，看后患者能配合，对答如流，面色稍红润，口不干苦，不怕凉，不出汗，偶尔有恶心呕吐，右大腿根部疼痛厉害，纳差，大便不干，两三日一行，偶有便溏，小便依靠导尿管，舌偏淡红少苔，舌下静脉瘀曲，脉沉滑弱。腹诊：腹力3/5级，仍上腹痞硬压痛，脐中、左少腹压痛。改为大柴胡汤、桂枝茯苓丸、外台茯苓饮合大黄附子汤。

处方：人参10g，柴胡15g，黄芩10g，姜半夏10g，桂枝10g，枳壳10g，茯苓30g，白芍15g，制附子10g，大黄10g，陈皮30g，细辛3g，白术60g，生姜15g，大枣10g，桃仁10g。七剂，颗粒冲服。

过了十余天，她爱人陪她来医院找我说："现在她左腿不疼了，整体好多了，服药期间挺精神，停了几天药，又没精神了、说话无力气，以前偶尔呕吐一次，现在也好了，大便两天一行，吃饭可以。"

我查看了她的舌脉，舌苔薄白，舌偏淡，舌下静脉瘀曲，脉沉滑弱。腹诊：腹力3/5级，上腹痞满按痛，脐中、左少腹按痛。守方，开了十四剂颗粒。

此后病情比较稳定，他们又断断续续来医院抓的上面方子。

大约过了多半年，在国庆节后，她的儿媳妇来找我看病，她说："我婆婆前段时间因为发热住在某医院ICU病房，没有抢救过来，在9月30日去世了。那里的大夫还说像她这样的小细胞肺癌、脑转移，平均存活也就是三十三个月，她那样的情况活了五十个月，也是奇迹了。"

【辨证解惑】

1. 小大不利治其标

"小大不利治其标"，这句话源于《素问·标本病传论》。"小大不利治其标，小大利治其本"是当年胡希恕先生会诊单玉堂肺心病危案，用大柴胡汤合桃核承气汤时引用的一句话，也是刘渡舟教授对胡希恕先生善用经方而出神入化的高度评价，所以这句话在中医经方界内影响很大。

本案病例，就是深受胡希恕先生医案的启发，针对患者尿闭、尿潴留达500毫升，八日未大便，病人肺癌晚期，骨、脑、肺转移，胸腔积液，经多次放疗、化疗、靶向治疗，身体极度虚弱而选用的治疗思路。

既有“标实”，又有“本虚”，又经腹诊发现腹力5/5级，上腹痞硬压痛，少腹充实压痛，按左少腹时痛苦表情尤甚。

符合大柴胡汤和桃核承气汤的腹证，急则治其标，所以当时开了大柴胡汤和桃核承气汤，泄热祛瘀。但由于患者长期卧床致脾气虚，虚不受纳，致使药入即吐（但仍有一部分服入），又加入扶正逐饮的外台茯苓饮，使二便通，病情缓解。

2. 关于升阳益胃汤

升阳益胃汤是李东垣创立的治疗秋燥，脾胃虚弱，湿热未尽的补脾胃升发阳气的药方。

原文“脾胃之虚，怠惰嗜卧，四肢不收，时值秋燥令行，湿热少退，体重节痛，口苦舌干，食无味，大便不调，小便频数，不嗜食，食不消。兼见肺病，洒淅恶寒，惨惨不乐，面色恶而不和，乃阳气不伸故也。当升阳益胃，名之曰升阳益胃汤。”

脾胃虚弱，则疲乏懒动，四肢乏力；余湿未清，身体沉重，关节疼痛，口不知味，不喜饮食，食不消化，且有余热未尽，口苦舌干，大便不正常，小便频。如果肺气亦病，可能有怕冷战栗，表情忧郁，憔悴，面色不好看，这是表虚，阳气郁而不舒，治当升脾阳益胃气。

方中柴、防、二活，升阳燥湿；四君、二陈健脾益胃化湿；黄连清余热；泽泻引湿热下行；参、芪、甘补肺气；白芍和营，收肺气之散，并节制柴、防、二活的辛燥作用。

该方所主症状，以六经辨证分析，应该是太阳少阳太阴合病夹饮，方中六君子汤方证为太阴病方证，小柴胡汤中去黄芩易黄连兼清余热，茯苓、泽泻祛水湿，二活、防风代麻、桂发表较缓和，加黄芪补气扶正。若患者不食则胃气将亡，急当救胃气，选用升阳益胃汤。

3. 关于大黄附子汤

《金匮要略·腹满寒疝宿食病脉证治》第15条：“胁下偏痛，发热，其脉紧弦，此寒也，以温药下之，宜大黄附子汤。”

胡希恕先生认为“胁下偏痛”是指偏于一侧的肋下痛，而且认为该方不仅治疗胁下偏痛，无论哪一体部，凡偏于一侧痛者，大多见于久寒夹瘀证，用之均验。寒疝腹痛，有宜下者，本方亦有效。

大塚敬节亦认为“本方应用指征从寒邪郁闭为要点，所以不限于单侧疼痛，两侧胁下同时疼痛，以及对下肢疼痛者，腰痛者均可使用。”并提到吉益南涯将该方与芍药甘草汤合方，命名为芍甘黄辛附汤，用于治疗类似坐骨神经痛的下肢疼痛病证。大塚敬节将该方用于胆石症、尿路结石症、坐骨神经痛等的治疗，并指出脉象并非必须为紧弦者，而以沉小、沉紧等沉脉多见。

这个病例因骨转移致右下肢大腿根处疼痛为寒实瘀阻，符合大黄附子汤的方证，用之而痛止。

二十三、肺癌心梗兼房颤，咳血胸痛伴气短（附肺痿案）

【诊疗实录】

下面讲一个肺癌、心衰、咯血的危重病案。

病人庞某，男，68岁，住院病人。2018年8月24日上午，家属用轮椅推入我的诊室，前来会诊。

初见状，感觉病人病情挺重的，我先看了看会诊申请单。

患者以“发作性胸痛，伴有心悸、气短1月余，加重20天”于2018年8月15日收入住院。

入院后急查心电图是房颤，2018年8月20日复查心电图：窦性心动过速，前间壁心肌梗死，下壁ST-T改变。

同日查胸部CT：右上肺中央型肺癌，伴阻塞性肺炎、肺不张。

患者既往于2018年5月在宁夏医科大学附属医院确诊为左肺肺癌（鳞状细胞癌）。

目前诊断：①冠状动脉粥样硬化性心脏病；陈旧性心肌梗死；急性心力衰竭；心律失常、阵发性心房颤动；心功能Ⅲ级（NYHA分级）。②左肺肺癌。③高血压3级（极高危）。

我问他家属：“病人现在主要是怎么不舒服？”

家属说：“他主要是胸部痛，胸痛时连着后背心也痛，心慌气短，气喘，没力气，看着没有一点精神，这有20多天了。平时咳白黏痰，痰中带血，经常咯血，这也有半年了。对了，他还嗓子哑，说不出话来，还恶心，只能吃稀饭流食。”

患者精神萎靡，面色灰暗，消瘦乏力，语音低微，声音嘶哑，气短喘促，胸满心烦，心慌，喉中痰鸣，反复咳痰，咳痰不利，偶有咯鲜红色血痰，口干不苦，不欲饮水，二便正常。

观舌质暗，舌苔白腻，舌下脉络瘀滞，脉弦滑、洪、结代。

平躺按肚子进行腹诊时，患者咯出一大口鲜红色血痰。腹凹陷，按之濡软，腹力 2/5 级，脐上悸动明显。

患者因肺癌而咯血半年，病情较重，又并发心梗、心衰、房颤，病情危急。

如此病重危急者，该如何辨证施治？

综合《金匮要略》相关条文“脉结代、心动悸”“虚劳不足，汗出而闷，脉结悸……”“肺痿涎唾多，心中温温液液者……”结合本案“心动悸、脉结代，又痰多夹血，咯血半年、语声低微、有气无力、声音嘶哑”，有肺痿之证，再结合腹证“腹凹，腹力 2/5 级，脐上悸”，符合太阳太阴阳明合病兼气阴两虚的炙甘草汤方证。

又患者胸痛而气短，且心痛彻背，此为胸痹，为太阴阳明合病之寒饮阻胸的瓜蒌薤白半夏汤方证。

痰多不利，又咯血，胸满心烦，痰热蕴肺，热伤血络，此为阳明内热证，非肺痈但似肺痈，故予《千金》苇茎汤。

加黄连意取小陷胸汤宽胸理气，清热化痰。

综上分析，辨六经总属太阳阳明太阴合病，予炙甘草汤合瓜蒌薤白半夏汤、《千金》苇茎汤、小陷胸汤加减，益气养血止血、宽胸清热化痰。

处方：生地黄 48g，炙甘草 10g，西洋参 15g，麦冬 15g，半夏 10g，桂枝 10g，阿胶 10g，火麻仁 10g，生姜 10g，大枣 20g，瓜蒌 15g，薤白 10g，芦根 30g，薏苡仁 30g，黄连 10g，冬瓜仁 15g，桃仁 10g。七剂颗粒，冲服，每次一袋，日两次。

2018 年 8 月 29 日复诊。患者步入诊室，自诉药后咯血未作，痰少且利，胸痛、气短显减，精神转佳，仍恶心，声音嘶哑，大便频（7 ～ 10 次 / 日），苔白腻，脉弦滑。守方七剂颗粒。

三日后（2018 年 9 月 1 日），在某药店偶遇其家属，得知病人身体状态挺好，就是痰多。

家属询问：“我们准备去北京肿瘤医院，看能不能做手术，临走时想多带些中药，您看行不？”

我说："行了，可以多带些中药，不管做不做手术，中药都应该吃上。"

有相关文献报道，西黄丸对鳞癌有效，所以嘱其同时服用西黄丸。

【辨证解惑】

1. 肺痿肺痈之简要，类案

肺痿是指肺叶枯萎，肺气虚衰，萎弱不振的状态。以咳吐浊唾涎沫为主症，多由燥热熏灼，久咳伤肺所致，或误治伤津，肺失濡润，渐至枯萎不荣。临床表现为咳嗽，吐稠浊涎沫，动则气喘，形体消瘦等。除虚热以外，也有久病伤气，肺中虚冷所致的情况。

肺痈是肺部发生痈疡，咳吐脓血的病症。多是外感风邪热毒，壅阻于肺，热壅血瘀，郁结成痈。实际上是阳明里热夹痰热，壅阻成痈。

本案患者久病咳唾，咯吐稠浊痰血，加重半年，精神萎靡，少气无力，语言低微，心慌气短，就是肺痿。

唾浊稠痰沫，加之恶心（心中温温液液），脉结代、心动悸，这就是太阳太阴阳明合病兼气阴两虚的炙甘草汤证。

然病久，局部痰浊壅阻化热成痈成瘤，应该是咳唾浊稠血痰，胸满心烦、肺痈的阳明病之《千金》苇茎汤方证。

吐血痰，肿瘤压迫致喑哑，胸痛及胸痛彻背，气短心悸，喘息咳唾甚，也是痰浊瘤阻胸中的太阴阳明合病的瓜蒌薤白半夏汤方证。

总之，该患者病情危重，病机复杂。虚之肺痿与实之肺痈并见，肺痿是本，肺痈为表，加之癌瘤胸痹，使得病机虚实夹杂、寒热错杂。故须抽丝剥茧，理清病机，治疗当谨守标本兼顾、补虚泻实、寒热并治的原则。

顺便讲一个炙甘草汤治疗肺痿的案例。

病人是一个老太太，贺某，80岁，形体消瘦，面部两颧色红有血丝，素有慢阻肺、肺气肿病史，咳嗽气短多年。于2021年4月14日由她女儿陪同前来就诊。

当时就是咳嗽气短，头晕，面红，夜间舌干，大便干，舌偏红，苔薄白腻干，脉弦滑结代。

因为是素有痰饮咳嗽，且咳嗽日久，呛咳阵作，当时认为是痰饮咳嗽，依据《金匮要略》“若面热如醉，此为胃热上冲，熏其面，加大黄以利之”，符合“苓甘五味姜辛夏杏大黄汤”方证。按原方开药，结果药后症状如前，后随证变化，予大柴胡汤、小陷胸汤、小青龙加石膏方加减变化，效果不显。

停了一个半月药后，于2021年7月14日又因外感后咳嗽加重前来就诊，病人早上咳嗽，呛咳阵作，痰黄不利，气短乏力，面红，头皮麻，食少，汗出，恶心，喜唾涎沫，心慌。苔白腻厚，脉弦滑结代，腹诊：腹力2/5级，脐上悸动。

当日查心电图示：窦性心动过速，频发房早及短阵房速，房早部分三联律，完全性右束支传导阻滞，右心室占优势。下壁、前壁ST–T呈“缺血损伤”改变。心脏B超示：三尖瓣反流（少量），左室舒张功能减低。

病人“喜唾涎沫”“恶心乏力”（心中温温液液），加上“脉结代，心动悸”，以及腹诊“脐上悸”，应该是太阳太阴阳明合病兼气阴两虚的炙甘草汤方证。

处方：炙甘草20g，生晒参10g，麦冬15g，生地黄15g，肉桂10g，火麻仁15g，生姜15g，大枣10g，阿胶10g（烊化），七剂，每剂用黄酒250mL，水1200mL混合煎煮，煎取600mL，日一剂，分三次服。

7月21日二诊，她女儿说“好多了”，仍咳嗽，但痰涎减少，心慌减轻多了，不恶心了，仍乏力，背热，不想吃饭，头皮仍麻。观其面色仍两颧骨处红，血丝可见，切脉仍弦滑结代。守方加五味子10g，香橼6g，陈皮10g，十四剂，水煎服，煎服法同前。

8月6日三诊：自诉好多了，面红血丝减轻，头皮麻减轻，稍有恶心，咳嗽明显减轻了。以前是呛咳阵作，现偶尔咳嗽几声。舌苔薄白润。守方十四剂，带药回老家鄂尔多斯市了。

2. 名家谈炙甘草汤

炙甘草汤常是治疗“脉结代、心动悸”的首选方。

《金匮要略·肺痿肺痈咳嗽上气病脉证治》附方：“外台炙甘草汤，治肺痿涎唾多，心中温温液液者”，为人所忽略。涎唾多指肺痿病，而同时有恶心而心中烦恼者。

我的体会是“心中温温液液”，就是体瘦乏力之人伴有恶心的样子，这种情况应该用炙甘草汤治疗。

清·喻嘉言曰："按此汤仲景伤寒门治邪少虚多，脉结代，心动悸之圣方也。一名复脉汤。《千金翼》用之以治虚劳。《外台》用之以治肺痿。然本方所治，亦何止于二病？仲景诸方，为生心之化载，亦若是而已矣。《外台》所取在于益肺气之虚，润肺金之燥……至于桂枝辛热，似有不宜。而不知桂枝能通营卫，致津液，营卫通，津液致，则肺气转输，浊沫以渐而下，尤为要药。所以云治心中温温液液者。"

正如胡希恕先生所言，桂枝降逆气为主，其"心中温温液液"指恶心、心烦，所以该案患者，除唾浊血稠痰以外，并有恶心，结合"脉结代、心悸"以及腹诊"腹软，腹力 2/5 级，脐上悸动"，选用炙甘草汤。

3. 炙甘草汤的腹证

关于炙甘草汤的腹诊，在并木隆雄的《腹诊的循证医学研究》一书中，记载，炙甘草汤的腹证是"腹软，腹力（1/5 ～ 2/5 级），多数有腹部动悸。"也有日本汉方学者认为，有"脐上悸或脐下悸"的情形。

这个病人的腹证是"腹软，腹力 2/5 级，脐上悸动"，结合"恶心，心动悸，脉结代"的临床表现，是比较典型的炙甘草汤的腹象。

二十四、肺癌兼见食欲差，呃逆频作气无力

【诊疗实录】

前面讲了一个因脑梗死真性球麻痹所致，六经属少阳阳明合病夹瘀的呃逆案。这里再讲一个虚证呃逆病例。

我亲戚儿媳的姑奶奶，老太太姓王，90岁，在2020年1月18日晚上，我亲戚的儿媳打车来，让我去给她姑奶奶看病。

她说："老人因为呕吐，不想吃饭，不停地打嗝，在市某医院住院，查出是右肺上叶肺癌，大夫说这么大年纪了，回去养着吧，今天让出院回家了。"

"对了，半年前他左腿还因外伤骨折过。"

我们到她们家后，看见床上躺的老人比较消瘦，面红，呃逆频作，老人说："我现在恶心、少气无力，气短，出气困难，到了晚上就加重了，嗓子堵，痰不利，不想吃饭，胃胀，大便秘结，三日一次，不放屁。前几天吐得历害，住了几天院。"

我看舌苔，舌瘦，舌红少苔，舌下静脉瘀曲，脉沉涩弱，按了按肚子，腹力2/5级，腹软，上腹部有振水音（家人说刚喝完稀饭），左少腹压痛。

医院的出院诊断：①右肺上叶恶性肿瘤；②消化不良；③下肢损伤（左下肢外伤病史）。出院带药：雷贝拉唑、聚卡波非钙、莫沙必利。

这个病该如何辨证呢?

该患者年岁已高，卧床不起，少气无力，恶心，气短，舌瘦，舌红少苔，脉沉涩弱，因呕吐后胃阴不足，久卧则气虚，应该是气阴两虚的竹叶石膏汤证。《金匮要略》："伤寒解后，虚羸少气，气逆欲吐，竹叶石膏汤主之。"

不想吃饭，胃脘胀，便秘，腹诊：上腹有振水声（家人说刚喝完稀饭），应该是太阴病的外台茯苓饮方证。

咽喉堵痰不利是太阴病痰气郁结的半夏厚朴汤方证。

舌下静脉瘀曲，加之左少腹按痛，以及左下肢骨折史，为瘀血内阻，是桂枝茯苓丸方证。

该患者既有气阴两虚，又有痰气郁结和脾虚停食停饮，还有瘀血内阻，结合六经辨证为太阴阳明合病夹瘀。四管齐下，齐头并进，方能奏效。

拟方：竹叶石膏汤、外台茯苓饮合半夏厚朴汤加味。

处方：枳壳 10g，姜半夏 15g，陈皮 30g，西洋参 15g，生白术 50g，茯苓 15g，炙甘草 5g，麦冬 30g，厚朴 10g，苏叶 10g，桂枝 10g，桃仁 10g，竹叶 5g，石膏 15g，大枣 10g。三剂颗粒，冲服。

药开好后，他们的家人表现并不热情、有些冷淡，可能是怕中医治不了老人的病，持半信半疑的态度。因为在医院出院时，大夫说："这么大年纪了，不可能好了，回去养着吧。"

三日后（2020 年 1 月 29 日），老太太的儿子到医院找我，他面带喜色地说："我妈吃了一天药，就不打嗝了，大便也通了，能吃饭了。"言语之中充满喜悦，同看病那天判若两人。守方，开了两剂。

后来过了很长时间，都没有复诊，我以为他们的子女因老人年纪大了，不想给治了。

过了三个多月，在 5 月 3 日那天，我偶遇老太太的侄孙女，她说："我姑奶奶现在能吃能喝，大便也通了，但是不想吃药了，我感觉我姑奶奶有点老年痴呆了。"她还开玩笑说把不想吃药的原因误认为是老年痴呆。

【辨证解惑】

1. 关于本病的呃逆

这是一个虚实夹杂的病例，既有太阴脾虚、气阴两虚之本虚，又有痰浊、食滞、瘀阻之标实。

因呕吐伤津，气随津脱，致使气阴两虚。又有"不想吃饭，恶心，脘胀，少气无力，便秘，腹力 2/5 级，腹软，上腹部振水音"的脾虚食滞停饮证，同时兼有下肢外伤及肺癌的瘀血阻滞。

呃逆究其原因系太阴脾虚不能健运，停食停饮，胃气不降，上致呃逆，下致便秘。

关于呃逆的治疗，《金匮要略·呕吐哕下利病脉证治》明言：“哕而腹满，视其前后，知何部不利，利之即愈。”给我们提供了治疗方向。

该患者呃逆频作，久治不愈，即便秘作祟。

此便秘乃是脾虚不运，胃气不降所致，所以用外台茯苓饮健脾生津和胃、消食积化痰饮，重用生白术健脾生津以通便。用麦门冬汤治咽喉不利，降“大逆上气”的呃逆，同时滋润胃阴、润肠通便、益气养阴以治本。半夏厚朴汤降逆化痰，桂枝茯苓丸活血化瘀，且桂枝降逆，桃仁通便。

二便不利所致的呃逆不能概括所有，尚有如奔豚气逆之呃逆。我记得治过一个呃逆10余年的患者，依据腹证“脐上悸、脐中、脐下悸”，用桂枝加桂汤治愈。

2. 类案

下面再介绍一个里实热夹瘀的呃逆重症。

患者王某，女性，55岁，2018年3月12日就诊，患者呃逆两年余，每隔2分钟呃逆发作一次，多方治疗无效。伴有咽干，口干喜饮，纳可，尿频尿少，大便畅，寐安，舌苔薄白腻，脉弦滑。腹诊：腹力4/5级，上腹痞满压痛，左少腹压痛，右少腹压痛甚。既往有慢性萎缩性胃炎史，抑郁病史。

腹诊：腹力4/5级，右少腹压痛甚。辨六经为阳明病里实热夹瘀，符合大黄牡丹汤方证。

处方：大黄10g，桃仁10g，芒硝10g，牡丹皮10g，冬瓜仁15g，三剂，水煎服，每日三次。

2018年3月15日二诊：药后呃逆大减，改为每半小时呃逆发作一次，大便稀，一日3～4次，舌苔白腻，脉弦滑。守方七剂。

2018年3月22日三诊：呃逆再减。守方七剂。

2018年3月29日四诊：呃逆更减，上腹按痛已无，左右少腹压痛，右少腹压痛甚且向上放射。改为桃核承气汤。

处方：大黄20g，桃仁10g，芒硝10g，桂枝10g，炙甘草10g，四剂，水煎服，每日三次，每次200mL，饭前服。

2018年4月2日五诊：呃逆明显减少，偶尔每日发作1～2次。腹诊：左右少腹仍有压痛，右少腹触及包块压痛甚。守方七剂，水煎服，每日两次。

五日后（2018年4月7日）患者来电话说："呃逆再没有发作，还有两剂没吃，想停药呢。"

我说："可以停药了，注意饮食调理。"

二十五、鼻咽癌病放疗后，鼻衄缠绵病难痊

【诊疗实录】

前面讲了高血压眼底出血，我就再讲几个血证案例。

前案在讲桃核承气汤的延伸应用中，提到了日本汉方医学家发现“平素有衄血或吐血”等，也可能是桃核承气汤方证的表现之一。

我受此启发，治愈了一例鼻衄的重症患者。

这是一位33岁的李姓男子。

2008年患者因鼻咽癌放疗后，鼻腔增大，血管暴露，容易破裂，导致鼻衄反复发作，到处求治，疗效甚微。

2021年2月以来，患者鼻衄加重一月余，于2021年3月29日来我处诊治。

病人自述，每日多在上午9点到下午2点、下午6点、凌晨4点，间断性鼻出血，有时一日发作达7～8次，而且出血量多。此外患者尚有不知饥饿，大便干燥，面色萎黄虚浮等症。

观舌苔薄白，摸脉左沉弱、右弦滑。

腹诊：腹力3/5级，脐左旁按压有条索硬结，且压痛明显，左少腹压痛，也有条索状感。

这个病人的病机首先要考虑的是肿瘤，肿瘤的形成，多是热毒痰瘀虚所致，而放疗属于火攻的范畴，火攻会伤及津液，耗伤正气，加之病久，瘀血热毒互结成瘤。

为什么久治无效呢？可能前医未做腹诊吧！

依腹诊“脐左旁按压有条索硬结，且压痛明显，左少腹压痛，也有条索状感”，是典型的“少腹急结”的腹象，是阳明里实热夹瘀血的桃核承气汤方证。

处方：桃仁 10g，大黄 20g，桂枝 10g，炙甘草 10g，芒硝 10g，四剂，水煎服。

另：丝瓜络 200g，切碎炒炭研磨，鼻衄时用黄酒调拌一勺冲服，备用（这是我使用多年的经验方，用于鼻出血者，效果明显，经验可复制）。

2021 年 4 月 2 日二诊：

药后鼻出血发作 1 ～ 2 次 / 日，且出血量小，堵塞可止血，所以未用丝瓜络炭。腹诊：按压左脐旁、左上腹仍有压痛。守方五剂。

2021 年 4 月 7 日三诊：

患者药后好转，鼻出血 1 次 / 日，血量小，夜间发生，胃怕凉。

予鼻衄方（经验方）加味；考虑胃怕凉，加理中汤；加三七活血止血，止血不留瘀。

处方：焦栀子 10g，干姜（炒炭）10g，黄芩 10g，白茅根 15g，生地黄 15g，炒当归 10g，辛夷 10g，荆芥穗炭 10g，通草 5g，炒白芍 10g，三七 3g，党参 15g，炙甘草 5g，焦白术 10g，藕节 10g，七剂，水煎服。

2021 年 4 月 14 日四诊：

病人药后鼻衄止，口干，怕凉，起则头晕，大便色黑，舌苔薄白腻，脉弦滑。腹诊：左少腹按之微痛。

虑其久病失血，加之曾经的火攻（放疗）疗法，耗伤津液，出现了“口干，起则头晕”的气阴两虚证，宜竹叶石膏汤益气养阴、调理善后。

患者又大便色黑，结合左少腹轻微按痛，虑其瘀血未尽，以桂枝茯苓丸清除残瘀。

故予竹叶石膏汤合桂枝茯苓丸。

处方：麦冬 20g，竹叶 5g，石膏 30g，党参 15g，桂枝 10g，茯苓 15g，桃仁 10g，牡丹皮 10g，白芍 10g，姜半夏 10g，炙甘草 5g，大枣 10g，干姜炭 10g，七剂，水煎服。

2021 年 4 月 22 日五诊：

药后精神好，头不晕，大便正常，鼻衄再未发作，腹诊：左少腹压痛消失。

方中去桂枝茯苓丸，守方十四剂。调理巩固。

【辨证解惑】

1. 关于鼻衄及类案

“鼻衄”常以血热为患，多见于风热、燥邪、肺胃热盛、肝火犯肺、阴虚火旺等，此为常也。火性炎上，血热妄行，熏蒸血络，络破血流而衄。

然而，在临床上并非只有单纯的血热内蕴鼻衄，亦有阴寒内盛、虚阳上浮引起的鼻衄。

例如，2021年8月15日，我的老同学从老家五原给我打电话说：“我老伴儿今年72岁了，因脑梗住院治疗，出院后仍然头晕，早上站立不稳，容易摔倒，头晕得厉害，睡不着觉，爱出汗，又怕风，有高血压、糖尿病病史。”

让我给开个方子。

我对这个老太太印象深刻，她有些虚胖，面色萎黄。

我想汗出、怕风，睡不着觉，应该是太阳阳明合病的桂枝加龙骨牡蛎汤方证。头晕，行走不稳，容易摔倒，是由“阳虚阴寒盛，水饮内停”引发，这正是“头眩，身瞤动，振振欲擗地者”太阴病的真武汤方证。

于是我开了桂枝加龙骨牡蛎汤合真武汤。

处方：桂枝10g，制附子10g，茯苓15g，焦白术15g，生姜三片，白芍10g，炙甘草3g，生龙骨15g，生牡蛎15g，三剂，水煎服。

三日后（2021年8月18日），我的老同学打来电话说：“我老伴头不晕了，走路好了，也不容易摔倒了，睡觉也好了，再照上次的药吃上，行不行？”

我说：“可以继续吃，效不更方，再吃七剂，巩固一下疗效。”

没想到，过了三天，他又打来电话说：“又吃了三天药，流鼻血了，还能不能继续吃了？”

我告诉他：“可能是药热了，上火了，把药停了吧。”

过了一个多月（2021年10月6日），国庆节休长假，他们老两口带着他们侄儿、侄孙子来我家看病。

他老伴近日睡眠又不好，我根据病情，参照上次的药方，开了桂枝加龙骨牡蛎汤。

到了中午，因为是老同学，又是十分要好的老朋友，我在外面的酒店请他们吃饭，他老伴刚坐在饭桌上，喝了一口热水，鼻子又出血了。

我想刚才开的药，看来不能吃，并告诉他们，回去我重开药吧！

上次患病，既有太阳阳明合病的汗出、恶风、不寐的桂枝加龙骨牡蛎汤方证，又有太阴病的头晕、行走不稳、振振欲擗地的阳虚阴盛、水饮内停的真武汤方证。药后头晕愈，走路好了，不摔跤了，说明方证对应。

但又鼻衄，说明夹有阳明内热，我忽然想起唐容川《血证论》治疗咳血用《小品方》二加龙骨牡蛎汤，既然能治疗咳嗽有血，说明也能治疗病机相同的鼻衄。于是我改为二加龙骨牡蛎汤，加知母以助白薇清阳明邪热。

处方：煅龙骨 10g，煅牡蛎 10g，白薇 10g，制附子 5g，白芍 10g，炙甘草 3g，大枣三枚，生姜三片，知母 10g，三剂，水煎服，日两次。

三日后（2021 年 10 月 10 日）老朋友来电说："我老伴服用这次药后，再也没流鼻血，仍然睡眠不好，梦多。"守方加桂枝 10g，七剂。

加桂枝意为桂枝加龙骨牡蛎汤。

2. 关于桃核承气汤、鼻衄方、竹叶石膏汤

（1）关于桃核承气汤

其方证及腹诊内容，详见"脑梗中风中脏腑，胡言乱语不识人"案，此处不予重述。

癌病多由痰、热、瘀、毒、虚互结所致。此鼻咽癌患者，虽然经手术及放疗治疗，局部的癌瘤肿物已去掉，然全身的瘀毒并未清除，加之放疗火攻，助热生火，伤津耗气，损伤血络，热毒瘀血互结，瘀热上熏，迫血妄行，致鼻衄反复发作。

该患者依据腹诊，有"少腹急结"的腹象，找到了病证根结，依证用桃核承气汤，既能泄热，又能祛瘀，是为治本之法。

（2）关于鼻衄方

黄煌老师推崇的近代经方大家赵守真的《治验回忆录》记载："茅花（茅根亦可）一两，生地六钱，当归三钱，白芍、焦栀、香附各三钱，木通、炒荆芥各二钱，辛夷钱半，此刘清臣《医学集成》之验方也。服三剂鼻衄止，后曾用是方治他人，皆有奇效。"

凡病机为血热妄行，络伤清道者皆可应用，我在临床上多年的经验：遇见比较单纯的血热引起的鼻衄患者，用此方确有奇效。

（3）于竹叶石膏汤

竹叶石膏汤是治疗“伤寒解后，虚羸少气，气逆欲吐”，气阴两虚的病后调理方，该方证胃虚而有虚热，属于太阴阳明合病。

大凡热病后期，少气乏力，精神不振，或有头晕，口干喜饮，虚烦汗出者，大多有效。此外，亦可治疗暑热，热伤元气，气阴两虚，虚羸少气而头晕烦渴者。

3. 关于二加龙骨牡蛎汤

该方对更年期综合征的汗出，身热，不寐，心悸，其效如神。

清·陈修园认为二加龙骨牡蛎汤治疗“虚弱浮热汗出者”，是阴虚火旺，桂枝升发，非阴虚火亢者所宜，见此证亡汗；因虚阳鼓之而外溢，必得白薇之苦寒泻火，即是养阴，附子之辛热导火亦是养阴。

清·唐容川在《血证论》中，解释其方义：“此方乃清散上焦，温补下焦之药，方中甘、枣，从中宫以运上下，姜、薇清散，使上焦之火不郁，附、芍、龙、牡温敛，使下焦之火归根，合观其方，以温为正治，以清为反佐，真寒假热，虚阳上浮，为对证。”

二十六、肝癌转移臌胀病，腹水腹胀下肢肿

【诊疗实录】

患者王某，女，77岁，于2017年9月11日在她女儿的陪同下前来就诊。

患者面色萎黄，身体消瘦，腹部有些膨满。她女儿把她的核磁和CT检查报告递给我，说："我妈主要肚子胀，腿、脚肿，吃不进饭，您给看一看。"

我问她："你主要怎么难受了？肚胀、腿肿、脚肿有多长时间了？口干苦不？大便怎么样？小便怎么样？"

她说："肚胀有好几个月了，这一个月肚胀加重了，身上软，气短，没劲，不想动。口干苦，不想喝水，不想吃饭，心烦。大便不通畅，拉不多，量少，小便黄，少，不利。住院输液了，也不顶用。"

我看患者，说话少气无力，郁郁寡欢，精神不振，查看了舌脉：舌红，苔薄腻润，脉弦滑稍数。又按了按肚子，腹力4/5级，上腹痞硬。

我看了看检查报告：

MR（2017年4月24日）：①肝左叶多中心肝癌，门静脉主干和左右支癌栓形成，癌栓延伸到肠系膜上静脉边端。②肝硬化，门静脉高压，脾大，腹腔少量积液，脂肪肝，肝多发小囊肿，右肾多发囊肿。

CT（2017年8月22日）：①肝内多发结节（肝癌）并门静脉癌栓形成。②肝硬化，腹腔盆腔大量积液，双肾囊肿。

我看上面报告单时，她女儿给我使眼色，我猜是怕她母亲知道病重。

这个病该如何辨证呢？

首先这个病人口干苦，心烦，腹胀满，大便量少不畅，小便黄，结合腹诊：腹力4/5级，上腹痞硬，应该是少阳阳明合病的大柴胡汤方证，大便不干，去了大黄。

其次，腹胀膨满，有腹水，而且有腿肿、足肿，以及腹诊的上腹痞硬，结合 MR 和 CT 检查，肝癌及肝硬化，和腹腔少量积液、盆腔大量积液，应该是阳虚阴盛水饮内停的少阴太阴合病证，符合桂枝去芍加麻附辛汤合真武汤的方证。

予大柴胡汤（去大黄）合真武汤、桂枝去芍药加麻附辛汤，加知母滋阴化阳（陈修园《时方妙用》中讲“故以知母滋阴化阳，以通小便”），以通小便。

处方：麻黄 10g，桂枝 10g，制附子 10g，细辛 3g，柴胡 15g，黄芩 10g，姜半夏 10g，赤芍 15g，苍术 15g，白术 15g，茯苓 15g，枳壳 10g，知母 10g，生姜 10g，大枣 10g，炙甘草 5g，七剂，水煎服，一日两次，饭前温服。

2017 年 9 月 19 日，母女二人喜笑颜开来到诊室，她女儿说：“我母亲肚子不胀了，大小便通畅，腿、脚肿消了。挺见效，还按上次的药吃吧。”效不更方，于是又守方开了十四剂中药。

【辨证解惑】

1. 关于消水圣愈汤

消水圣愈汤是陈修园的方子，在《时方歌括　时方妙用》一书中，既在“肿”篇介绍该方，又在“臌证”也推荐该方。“臌证”多见于现代医学的肝硬化，肿瘤腹水等。书中指出：“喻嘉言治有三法：一曰培养，宜术附汤加干姜、陈皮；一曰招纳，宜补中益气汤加半夏；一曰攻散，宜桂甘姜枣麻细附子汤，金匮枳术汤，二法分用互用，可以救十中之三四”。他认为“消水圣愈汤，治水第一方……一服即验，五服全愈……大道无私，方不宜秘。天雄一钱（制），牡桂二钱（去皮），细辛一钱，麻黄一钱五分，甘草一钱（炙），生姜二钱，大枣二枚，知母二钱（去皮），水二杯半，先煎麻黄，吹去沫，次入诸药，煮八分服，日夜作三服，当汗出，如虫行皮中即愈。水盛者，加防己二钱。”

消水圣愈汤即前面的桂枝去芍药加麻附辛汤加知母。桂枝去芍药加麻附辛汤证的腹象即“心下坚，大如盘，边如旋杯”，同枳术汤几乎一致，前者为“气分”所致，后者为水饮所作，前者是由于“水饮搏于气，则气分结而住，故云气分”（《诸病源候论》）。

《腹证奇览》认为除“心下坚，大如盘，如覆杯”外，“又一证按之只心下痞硬而痛者为本方证”。

该患者上腹痞硬，可能寓含“桂枝去芍药加麻附辛汤”腹证，或者有枳术汤的腹证。关于桂枝去芍药加麻黄细辛附子汤方证及腹诊，详见“胸腔积液慢阻肺，喘促气短病危急”篇。

2. 类案

下面再介绍一个卵巢癌肝转移的病例。

杨某，女，76岁，住院病人，于2019年2月29日在她女儿的陪护下前来会诊。

她女儿说：“我母亲在三天前吃了油腻大的猪肉烩酸菜后，右边小肚子疼痛不止，还有肚胀，有时候恶心。吃了两次头孢消炎药，不顶用，就来住院了，这是住院会诊单。”

我看会诊单记的有，患者三年前在当地医院行“卵巢癌根治术”，并术后接受多次化疗。这次住院后，完善相关辅助检查，结果如下。女性－肿瘤标记物全套：糖类抗原CA125 4099.38U/mL，糖类抗原CA15–3 165.7U/mL；临床大生化：总蛋白59.8g/L，白蛋白31.2g/L；血常规：中性细胞粒比率76.91%，红细胞3.37×10^{12}/L ↓，血红蛋白112g/L，红细胞压积0.32，C反应蛋白45.29mg/L ↑。胸片：右侧叶间胸膜肥厚。腹部彩超：肝脏多发实性占位（考虑：Ca），脂肪肝，胆囊增大，胆囊结石（多发），胆汁淤积，腹、盆腔积液并多发肿物（考虑：转移瘤），肾未见异常，右下腹回盲部未见肿大阑尾。

她女儿又说：“我母亲三年前做过卵巢手术，也化疗过。近半年来瘦得挺快，瘦了16斤，精神可不好了，有时恶心，全身乏力，没劲。”

我问她：“你主要怎么难受了？”

她说：“主要是右边的小肚子疼，肚也憋，有时候有点恶心，坐的时间长了，腰酸困痛，全身软，没力气，没精神，不想吃饭，睡觉也不好，入睡困难，容易醒，大便也干，小便还行。”

我查看了舌脉：舌苔白腻，舌下静脉瘀曲，脉沉弱。又按了按肚子：腹力3/5级，腹软，左、右少腹压痛，右少腹按压有包块（约5.0cm×2.0cm大小）。

这个病如何辨证呢？

首先是卵巢癌术后，恶性肿瘤广泛性转移（肝脏、腹腔、盆腔），还有盆腔积液、胆囊结石、贫血等，应该是个虚劳病，癥瘕病。

《金匮要略·血痹虚劳病脉证并治》中有“虚劳里急诸不足，黄芪建中汤主之。”“腹满者，去大枣加茯苓一两半……补气加半夏三两。”

不想吃饭，纳差，腹胀，大便干，应该是“停痰宿水”之太阴病的外台茯苓饮证。右少腹痛，有包块，结合腹诊左、右少腹压痛，应该是癥瘕的“腹中急痛”血虚血瘀、水湿内停之太阴病的当归芍药散证。以及瘀血腹痛之太阳阳明太阴合病的桂枝茯苓丸证。

考虑腹痛、腹胀、厌油腻，结合胆结石、肝转移，加了四逆散行气止痛。

予黄芪建中汤合当归芍药散、外台茯苓饮、桂枝茯苓丸、四逆散合方。

处方：生黄芪 30g，党参 15g，陈皮 30g，姜半夏 10g，茯苓 15g，枳壳 10g，生白术 30g，柴胡 10g，当归 10g，川芎 10g，泽泻 10g，桃仁 10g，桂枝 10g，白芍 15g，牡丹皮 10g，炙甘草 5g，十四剂颗粒，一日两次，每次一袋，温水冲服。

2019 年 3 月 16 日二诊：她女儿说：“我母亲的病好多了，能在家行走活动了，人也有精神了，吃饭好转，右侧小肚子疼也减轻了，一周前出院了，这是出院诊断。”

我看了看出院诊断写的：①卵巢恶性肿瘤术后，广泛性转移恶性肿瘤（肝脏、腹腔、盆腔）；②阴道炎；③轻度贫血；④脂肪肝；⑤胆囊结石；⑥腹腔积液。

守方开了十四剂颗粒，服法同前。

2019 年 3 月 29 日三诊：她女儿独自来开药，说“我母亲现在右边小肚子不疼了，肚也不胀，大便还有些干，手凉，睡觉不好，出汗怕风”。守方去当归、川芎、泽泻，加龙骨 30g，牡蛎 30g，安神助眠，加制附子 10g，温阳祛癥瘕积聚，重用生白术 60g 以通大便，增桂枝 15g 调和营卫以解汗出恶风。十四剂颗粒，服法同前。

二十七、甲状腺癌栓塞术，喘咳气短病情重

【诊疗实录】

患者邢某，女，82岁，2021年3月10日由她的孙女搀扶来到诊室。

这是个住院病人，今来会诊，其形体消瘦，面色萎黄，呛咳阵作，气短难续，呼吸困难，喉中痰鸣，左、右颈前肿物，形似两个大面包、表面凹凸、颜色紫暗、质地硬实，右侧肿物溃烂，渗出少量脓性血水。

她的孙女说："我奶奶脖子上的瘤子手术七年了，这次住院，是因为脖子前面的肿瘤破了，流脓血水，这是住院的会诊单。"

会诊单上写着："发现右侧颈前肿物流血性脓液1天"入院，入院诊断：肿瘤破裂出血，颈前继发恶性肿瘤，甲状腺恶性肿瘤。于3月7日行第三次甲状腺癌造影+化疗灌注+栓塞手术治疗。现术后两天，颈左侧肿块增大，喑哑，咳嗽剧烈，患者要求服用中药治疗。

我问患者："你现在哪儿难受？怎么不舒服？"

老人说："我做了手术（指栓塞手术），嗓子哑，说不出话来，不想吃饭，吃得少，口干想喝水，手心热，怕热，咳嗽，一咳嗽就气短得厉害，吃饭时不停地咳嗽，痰多不利，浑身软，没劲，这几天大便干，小便不太好尿，晚上睡不着觉，到了晚上就口干想喝水。"

我查看了舌脉，舌苔白厚腻，舌下静脉瘀曲，脉弦滑数。按了按肚子，腹濡软，腹力2/5级，脐上、中、下悸动，小腹不仁。

这个病如何辨证呢？

首先是甲状腺癌造影、化疗灌注、栓塞手术后，肿瘤增长变大，压迫气管而咳嗽频作，呛咳剧烈，气短难接，呼吸困难，喉中痰鸣，结合口干喜饮，应该是"大逆上气、咽喉不利"的太阴阳明合病之麦门冬汤方证。

其次不想吃饭，食少，少气无力，咳嗽气短，痰多不利，大便干，小便不利，结合腹诊的腹力、悸动，符合停痰宿水的太阴病之外台茯苓饮方证。

另外，患者口干喜饮，口渴晚上加重，手心热，怕热，气短，乏力，小便不利，结合腹诊“腹力 2/5 级，腹濡软，小腹不仁”应该是上热下寒的厥阴病之肾气丸方证。

睡不着觉，考虑肿瘤晚期病人，应该是虚劳的不寐，结合腹诊，腹上、中、下悸动，符合桂枝龙骨牡蛎汤方证。

处方：麦冬 15g，姜半夏 10g，红参 10g，熟地黄 10g，山茱萸 10g，山药 15g，牡丹皮 10g，泽泻 15g，茯苓 30g，桂枝 10g，白芍 12g，生龙骨 15g，生牡蛎 15g，生白术 30g，陈皮 30g，枳壳 10g，炙甘草 5g，制附子 5g，七剂，水煎服，一日两次，饭前服。

2021 年 3 月 22 日二诊：老人步入诊室，面带笑容，她高兴地说：“我吃完药了，现在咳嗽气短好多了，不喘了，能吃饭了，大便不干了，睡觉也好了。”

复查舌苔薄白腻，舌下静脉瘀曲，脉弦滑。效不更方，守方七剂。

2021 年 3 月 29 日三诊：病人颈前左侧肿瘤明显变小，说话还有些喑哑，咽喉痰不利，以前吃饭时呛咳频作，约持续半小时，现在吃饭不咳嗽了，吃饭好多了，大便不干了，舌苔转薄白，脉弦滑。守方改生白术为 15g。七剂。

过了半个多月，病人一直未来复诊，无意中听护士说：“病人后来因大面积脑梗又住院了。”

【辨证解惑】

1. 肿瘤日久不宜攻伐，宜培补缓图

这个老年肿瘤晚期患者，术后日久，肿瘤破溃流脓，经过“甲状腺癌造影 + 化疗灌注 + 栓塞手术治疗”后，咳嗽剧烈，气短而喘，以致不能进食，进食则咳嗽频作。病人年迈，身软乏力，口干口渴喜饮，小便不利，腹诊：腹力 2/5 级，腹力弱濡软，小腹不仁。

我考虑为肾虚不纳证，想到云南名中医《李继昌医案》中记载：“七十老妪，夜间咳嗽频频，每卧即痰壅作咳，难以入寐，咳时气短难接，半年多来，

屡治罔效。李老认为乃肾虚不纳之候，遂以金匮肾气丸加味治之，仅服一剂，当晚咳即减半，未及半月而愈。”受此案启发，本案治以补肾纳气为主，补先天时兼顾后天脾胃。食少便秘，选用了外台茯苓饮，以开胃进食、健脾生津、润肠通便；麦门冬汤益胃生津、温中化痰、降逆下气平喘以治其标。

清·陈修园认为：“治疗臌病属虚者……喻嘉言治有三法：一曰培养，宜术附汤加干姜、陈皮；一曰招纳，宜补中益气汤加半夏；一曰攻散，宜桂甘姜枣麻细附子汤、金匮枳术汤，二法分用互用，可以救十中之三四。”

治臌病如此，我想治肿瘤虚证者亦可效法，慎用猛药攻伐。

2. 关于肾气丸

胡希恕先生认为本方证是瘀血水毒互结为患而陷于半表半里的阴证，是上热下寒的厥阴病，这里的饮是上热，溲应是下寒，“男子消渴，小便反多”，以及妇人转胞，“烦热不得卧”，“不得溺也”，以及下寒之“脚气上入小腹不仁”“虚劳腰痛，少腹拘急，小便不利”，以及“短气有微饮”病。

该方可用于治疗下焦痿痹，小腹不仁，小便不利或失禁，或腰膝酸软，或痹痛，或虚热而烦。同时本方治疗子宫下垂亦常有验，胡老在临床中，如老人小便失禁、男子阳痿、妇人带下等亦多用本方。

大塚敬节《金匮要略研究》认为，不只小便排出不利，小便过多、小便失禁等，老年性腰痛、膀胱炎、尿道炎、前列腺肥大、遗尿症、癃闭、肾炎、糖尿病等，均为该方的适应证。

“肾气丸用于老年性或糖尿病并发的白内障，有提高视力的效果。另外，肾气丸加钩藤可用于慢性肾炎等疾病引起的高血压，加钩藤、黄柏，可用于治疗慢性肾炎，但有时会出现荨麻疹、瘙痒等副作用。

“对妇人‘转胞’而引起的‘足底甚至全身烦热不能卧’（男子前列腺肥大也同此）的‘不得溺’有效，亦治疗‘产褥热引起的尿闭证’以及妇科手术出现的尿闭证亦有好的效果，对尿失禁也有效，但对尿路结石、肿瘤则可能无效。

“对于下肢知觉麻痹、运动麻痹，以及老人下肢无力，行走困难有效，以及老人下肢动脉硬化所致长时间站立或行走时下肢疼痛，稍加休息后缓解，再继续行走时有感觉疼痛的间歇性跛行症也有良效”。（大塚敬节《金匮要略研究》）

3. 关于肾气丸腹证。

在并木隆雄《腹诊的循证医学研究》中记载肾气丸的腹诊“腹力未确定，大多数有小腹不仁，部分有腹直肌痉挛（下腹部‘小腹拘急’）”。《伤寒派腹诊》认为“脐下不仁者，脐下之肉有所陷，而捻之不觉痛也”。“八味丸主之，此附子之所主治也。凡有此证者，或少腹拘急，或小便不利，或饮水一斗，小便亦一斗，或失精或下利，不得卧而倚息，皆是脐下不仁之所致也。行八味丸，责其不仁，则诸证皆治，可谓奇也”。可见肾气丸的腹象是“小腹不仁”或“小腹拘急”，所以本案抓住了“小腹不仁”的腹证这个抓手，即肾气丸的主症。

另外，王宁元先生译的《伤寒派腹诊论著选译（一）》中，脐中芯也是肾气丸的腹证之一，所谓“脐中芯，在前正中线的下部，即前正中线从脐略下方至耻骨附近，可触及如铅笔芯样棱感条索状抵抗，此为寺师睦宗氏命名的“脐中芯”。

二十八、肠癌术后发高烧，午后发热半月余（附小儿发热案）

【诊疗实录】

患者樊某，男性，83岁。他的孩子以前是我的同事，是个西医。在2018年5月28日傍晚给我打来电话，说他父亲因发烧在某医院住院治疗两周了，仍午后高热，今天出院回家了，请我去家里给看一看。

晚上8时，我到他家里，在他卧室看到患者：精神萎靡，面色萎黄，身体消瘦，少气无力，容颜憔悴。

患者的孩子向我简单地介绍了病情，说他父亲做肠癌术后两个月了，两周前因发烧住院，每日下午3时发热，烧到39℃左右，到夜间11时左右热退。输了两周液，还是发热，让我用中药给调理调理。

我问他父亲："吃饭怎么样？大小便怎么样？"

他父亲有气无力、低声地说："不想吃饭，大便拉不多，挺费劲，便秘，小便还凑乎。"

我一摸手脚冰凉，看了看舌脉：舌苔白厚滑润，脉沉细弱无力。

我又按了按他肚子，腹濡软，腹力2/5级。

这个病该如何辨证呢？

患者午后发热甚，达39℃，每于下午3时发热，到夜11时热退，手足凉，大便量少，便秘，脉沉细弱无力，应该是阴盛格阳，里有阴寒、外有虚热的太阴病之通脉四逆汤方证。予通脉四逆汤。

处方：制附子10g，干姜20g，炙甘草10g。一剂，水煎服，一日两次，一次200mL，温服。

我让他儿子马上去药店买药，煎服。

2018年5月29日二诊：发热好转，由原来的下午3时发热39℃改为晚8时发热，发热约一小时，发热在38℃左右。

考虑患者不想吃饭，大便量少，便秘，舌苔白厚腻滑，阳虚水泛，故合用真武汤助通脉四逆汤温阳化阴，同时因为有太阴病脾虚饮停食滞，又合用外台茯苓饮健脾利水，消食导滞。加黄芪甘温除热，加苍术半夏燥湿健脾化痰。

处方：制附子15g，炙甘草10g，干姜20g，苍术15g，生白术15g，红参10g，黄芪30g，半夏10g，枳壳10g，茯苓15g，陈皮30g，白芍10g，生姜10g。七剂，水煎服，服法同前。

2018年6月19日三诊：自诉不发热了，便秘好了，食欲好转，能吃饭了，舌苔转薄白腻，脉转沉滑，现咳嗽有痰，咳痰不利。守方加半夏厚朴汤化痰止咳。

【辨证解惑】

关于通脉四逆汤

《伤寒论》第317条“少阴病，下利清谷，里寒外热，手足厥逆，脉微欲绝，身反不恶寒，其人面色赤，或腹痛，或干呕，或咽痛，或利止脉不出者，通脉四逆汤主之。”第370条：“下利清谷，里寒外热，汗出而厥者，通脉四逆汤主之。”

清·尤在泾认为“此寒中少阴，阴盛格阳之证。下利清谷，手足厥逆，脉微欲绝者，阴盛于内也，身热不恶寒，面赤色者，格阳于外也。真阳之气，被阴寒所迫，不安其处，而游散于外，故显诸热象，实非热也。通脉四逆，即四逆加干姜一倍，为阴内阳外，脉绝不通，故增辛热以逐寒邪。寒去则阳复反，而脉复出。故曰其脉即出者愈。”(《伤寒贯珠集》)

胡希恕先生认为该方证，里寒为真寒，外热为虚热，阴寒盛于里，外反有热，即所谓无根之火，虚浮上泛者是也，当属太阴病证；并认为本方证可见于休克、心力衰竭、急慢性肾衰竭、风湿病等，亦可见于慢性便秘。(《解读张仲景医学经方六经类方证》)

该患者肠癌术后，身体羸弱，手足厥冷，脉沉细弱无力，虽不面赤，但午后高热，是阴盛格阳的虚阳外越之象，应该是太阴病的通脉四逆汤方证。

下面再介绍一个小儿重感高热的病例。

2022年3月22日，那天我在家休息，我的老乡打来电话说他的小孩发烧，想来家看一看。下午4时多，他们两口子带着小孩来了。

这是个7岁的小男孩，他母亲说："这个孩子，从昨天晚上开始发烧，怕凉，今天上午烧得厉害，39℃多了。"

我一看，小孩面红、唇红、流清鼻涕，我摸他的手，双手冰凉，我看舌头，舌质正常、苔薄，脉沉滑。

我用棉签压住他舌头看了看嗓子，咽喉稍有红肿，扁桃体有些肿大，左侧甚。我问他们："他出汗不？"他母亲说："不出汗。"小孩抢着说："出汗了。"他母亲又说："那是吃了布洛芬，出了一点汗。"

我又问他们："大小便怎么样？"他母亲说："都正常，今天还未大便呢。"我又问他："头痛、咳嗽不？浑身痛不？"他回答说："不。"我又问他："口干喝水不？心烦不？"他回答说："不。"他母亲又说："是不是吃住食（指小儿积食）了？昨晚上同他弟弟吃冰淇淋了。"

我想，他发热怕凉，面红唇红，无汗，咽红稍肿，流清鼻涕，双手冰凉，应该是太阳病的葛根汤方证。

处方：葛根15g，麻黄10g，桂枝10g，白芍10g，生姜10g，大枣10g，炙甘草5g。

一剂颗粒，一次一袋，温水冲服，嘱患者尽快服用。

次日中午快12点半才下班，在回家的路上，我给他爸爸打电话，问小孩发烧怎么样了，他爸爸说："好了，今天一早上学去了，昨天去医院取了颗粒药（北京康仁堂药业公司），下午5点半取回来吃上，不到8点就出汗，汗后烧退了，手也不冰了，哪也不难受了，就喝了一顿药就好了，看来吃对药，中药也不慢。"

需要说明的是，葛根汤证在临床上，不一定非要有"项背强几几"的症状。

在孙允中《儿科病中药疗法》一书中，治疗外感引起发热、咽痛、喉痹、咳嗽病中，他总结出的经验是"咽痛为主症状，外感在初期头痛、头重、全身不适、咽下疼痛的用葛根汤。"治疗喉痹，"在感冒初期，发高热，用麻黄汤发汗，能去咽中之热，然葛根汤也可应用。"治疗咳嗽，"急性支气管炎在初期时，不必用镇咳祛痰药，如头痛发热，恶寒等症状，可用麻黄汤、葛根汤之类。”另外在猩红热或水痘初期，可用葛根汤。

我的经验是，重感冒时，浑身难受、头痛、发热恶寒、无汗，一咳嗽则嗓子像破了一样的情况，可用葛根汤，不必非有“项背强几几”的症状，但是，如果要有烦躁的症状，就应该用大青龙汤了。

再介绍一个流感高热案例。

在2017年12月28日早上，老家的侄女来电话说，她的孩子（男，15岁）发热39℃多，咳嗽厉害，一咳嗽就震得嗓子痛，吃了布洛芬片后4个小时又高烧了，发热如前，反反复复发高烧，又两天多了，他在县中学念书，老师给送回来了，老师说这次重流感，可多人病了，有的都住院了，让我给开个药方。

我问她：“小孩怕冷不？手脚凉不？出汗不？”

她说：“不怕冷，手足也不凉，不出汗。孩子就是不想吃饭，浑身酸困乏力，没精神，平时大便干的，昨天咳嗽得厉害，一咳嗽嗓子痛，肚皮也痛。”

正好，前几天我看到《黄煌经方医话》中有一篇“我的退热经验方”，“主治感冒发高热，汗出热不退或无汗身热者”，印象很深。

这个病例，不怕冷，手足不凉，两天来高热反复发作，为寒热往来，加之咳嗽厉害，震得嗓子痛，应该是表热郁闭、里热壅滞的三阳合病证，试一下这个退热经验方。

我给她孩子开了黄煌老师的退热经验方合麻杏石甘汤。

处方：柴胡40g，连翘50g，黄芩15g，炙甘草10g，麻黄10g，石膏60g，杏仁10g，三剂，水煎服，一日两次，一次200mL，温服。

通过电话开完药后，她又说，她也被传染了，症状是咳嗽发烧，请我也给她开个药方。考虑既然是流感，临床表现一样，就跟她说，同时服此药方。

两天后（12月30日）的下午，她又来电话说，她的孩子前天晚上8时吃的中药（到县城去抓药，来回走了半天多），晚上10点就不烧了。第二天咳嗽仍剧烈，一咳嗽震得嗓子痛，肚皮也痛。吃了两剂药后，咳嗽好多了，今日觉得饿了，想吃饭了，下午就有精力出去玩了。同时，素有哮喘的她，服了同样的药，也不发热咳嗽了。

二十九、肠癌术后肺转移，化疗呕吐真要命

【诊疗实录】

患者祁某，女，68岁，巴彦淖尔市磴口县人。因其直肠癌术后肺转移，第二次化疗后呕吐厉害，决定中止化疗，改服中药治疗。

于2020年12月25日由她女儿陪同慕名前来就诊。她女儿拿出此前在巴彦淖尔市某三甲医院住院治疗的出院诊断（2020年12月19日）：①恶性肿瘤维持性化疗；②回盲部中分化腺癌伴神经内分泌癌（CT4aN2bMICYC期）；③腹膜后淋巴结转移；④肠系膜上淋巴结转移；⑤腹壁转移；⑥肺转移。

患者形体消瘦，面色萎黄，看上去少气乏力，她女儿说："我妈整天没精神，老躺着，懒得动，不想吃饭，饭后胃胀不消化，两个月了。口干苦，晚上厉害，想喝水，身上一股一股发热，头上和上半身出汗多，出汗后身上凉，胃酸，总想打嗝，老是叹气，气短，右小腿凉，脚凉，大便不通畅，尿不利，心烦睡不着觉，一直靠吃安定片维持。"

我查看了舌脉，舌偏淡，苔白腻稍厚，舌下静脉瘀曲，脉象弦滑。腹诊：腹力3/5级，心下痞硬压痛，脐上、中、下悸动，脐左旁压痛。

这个病如何辨证呢？

患者肠癌肺转移，经化疗后呕吐、乏力、腹胀纳呆（不消化）、纳差（不想吃饭）、小便不利，以及腹诊见心下痞硬压痛，符合"心胸中停痰宿水"的太阴病外台茯苓饮方证。考虑患者身体瘦弱，精神不振，乏力，用了红参；大便不畅，便秘，加大生白术用量，以健脾生津，润肠通便。

头汗出，口干苦喜饮，心烦，腹胀不想吃饭，小便不利，足凉，结合腹诊的脐上、中、下悸动，符合上热下寒、寒热互结的半表半里阴证，即厥阴病的柴胡桂姜汤方证。加姜半夏降逆止呕，神曲、炒麦芽消食和胃助脾运。

综上所述，六经辨证应为太阴厥阴合病夹食，予柴胡桂姜汤合外台茯苓饮加减。

处方：柴胡 15g，黄芩 10g，姜半夏 10g，红参 10g，枳壳 10g，桂枝 10g，干姜 10g，生白术 30g，生牡蛎 15g，炙甘草 5g，天花粉 15g，茯苓 15g，陈皮 30g，神曲 10g，炒麦芽 30g，十四剂，配方颗粒，一日两次，每次一袋，冲服。

2021 年 1 月 22 日二诊（因为疫情耽误了几天，停了几天药）。患者自觉好多了，精神了，烘热汗出减轻了，嗳气畅，胃不酸，心不烦了，气不短了，不爱长叹气了，睡觉好了，不吃安定了，大便通畅，小便好转，我看舌苔也变薄了，脉仍弦滑。效不更方，又开了十四剂配方颗粒。

2021 年 2 月 5 日三诊。患者自诉好多了，体重增加了三斤，饮食睡眠均好转，精神了许多，大便正常，每日一行，仍口干苦喜饮，烘热汗出好多了，足凉好转，双足开始出汗，舌苔薄白腻，脉象弦滑，腹诊：腹力 3/5 级，腹拘急，心下痞鞕压痛，守方十四剂颗粒，继续调理。

【辨证解惑】

关于柴胡桂枝干姜汤

柴胡桂姜汤方证载于《伤寒论》第 147 条“伤寒五六日，已发汗而复下之，胸胁满微结，小便不利，渴而不呕，但头汗出，往来寒热，心烦者，此为未解也，柴胡桂枝干姜汤主之”。第 148 条“伤寒五六日，头汗出，微恶寒，手足冷，心下满，口不欲食，大便硬，脉细者，此为阳微结，必有表，复有里也。脉沉，亦在里也。汗出为阳微，假令纯阴结，不得复有外证，悉入在里，此为半在里半在外也。脉虽沉紧，不得为少阴病，所以然者，阴不得有汗，今头汗出，故知非少阴也，可与小柴胡汤。设不了了者，得屎而解”。（胡希恕先生认为，此处小柴胡汤传抄有误，应为柴胡桂枝干姜汤。《金匮要略·疟病脉证并治》中“柴胡桂姜汤，治疟寒多，微有热，或但寒不热。服一剂如神。”）

日本的《康平本伤寒论》是宋、成本之前的《伤寒论》版本，在前面第 147 条中的“此为未解也”及第 148 条文“脉细者”之后的 76 字属后人添加的嵌注和旁注，并非正文，但其中的嵌注、旁注对理解原文有一定的参考价值。

该方证的病机是：伤寒经五六日，汗下后，津液耗损，肢体、脏腑、九窍等因津少不能滋润，使其“阳气郁滞而结，唯其阳气郁而滞也，所以手足冷、心下满、口不欲食，大便硬，脉亦细……”（清·程应旄）。由于津伤液少不能滋润，使阳气郁滞而结，不能温养四末，所以手足凉。同理，尿道阳气不通，失其温化，致使功能失调而小便不利。（而不是水饮内停的小便不利，所以不用利水茯苓，而用治小便自利的甘草干姜汤以温之，以复其阳）。阳气郁滞，郁热内结，腑气不能下行，津伤不能润下，而致“大便硬”。阳气郁滞，胃气不降，所以“心下满，口不欲食”。阳气郁滞，心胸烦闷，胁下微结，形成“胸胁满微结”（如果是“支结”是柴胡桂枝汤证，此处“微结”是指轻微的支结，是指症状，而148条的“阳微结”是后人的嵌注旁注，是指病机）。阳气郁滞，气不化津，使津液不能上承，加之汗下后伤津液少，而现口渴。不呕是胃中无饮，所以无须半夏降逆、五苓利水，阳气郁滞不得宣泄而上蒸，“阳气上腾，津液上凑，故汗出于头”（明·童养学）。阳郁化热，邪在半表半里，所以寒热往来、心烦、胸胁满、不欲食。

胡希恕先生认为该方证是属上热下寒的厥阴病，这与《伤寒派腹诊》里日本汉方医学家认为该方即“解上焦之热邪，但亦兼温下焦之寒”的观点不谋而合。

胡希恕先生认为，柴胡桂姜汤依六经辨证归属厥阴病，因其表现为寒热互结的半表半里的阴证，同日本汉方医学家依腹诊中腹力的强弱认为柴胡桂姜汤方证是虚证阴证是一致的，符合临床实际，抓住了该方证的实质；并认为“阳微结”是指“大便硬”的病机，是抓住了“阳微结”典型症状的高度概括；大便硬是“阳气微结”所致，所以比较具体和形象。

胡希恕先生通过实践，发现多种常见病，常见本方证，其曾以本方与当归芍药散合方，有人称之为“神合汤”，辨证应用于慢性肾炎，慢性关节炎，红斑狼疮以及贫血等病，均有良效。

神合汤更加王不留行、丹参、茵陈等味，屡愈慢性肝炎；加吴茱萸治青光眼重症，不但剧痛得已，即使长期失明之目，亦得恢复，而收获意外治效。久病身倦乏力，见柴胡证，不呕而渴者，以本方随证加减或合方，而收满意效验者，实不胜举。亦有报道胡老治疗干燥综合征及干眼症的案例，以及陈雁黎先生介绍胡希恕先生的经验——对临床上有当归芍药散证（腹中绞痛，伴有眩晕乏力，心悸肉惕，小便不利，下肢微肿），又有肩背痛，胁痛，浮肿心悸等的情况，也可用该合方治疗。

日本汉方医学家大塚敬节用柴胡桂枝干姜汤治疗各种热性病，肺炎，肺结核，胸膜炎，腹膜炎，疟疾或疟疾样疾病，神经衰弱，经血病，失眠症，神经性心悸亢进症，脚气等。并认为该方是柴胡剂中最接近于治疗阴证的药方，也能治疗一般杂证中作为柴胡加龙牡汤虚证的有“悸动气短”的病例。

我经过几年来的临床实践，发现该方及其合方用于更年期综合征常获良效。方证中“头汗出”即更年期患者的“烘热汗出”，自觉有热气从心窝处上涌于头或上半身烦热汗出，又汗出而身凉，即指“寒热往来”。此“头汗出”不能局限于“头部”，凡上半身的局部汗出，诸如头颈项、腋下、前胸、后背的汗出都应属于原文中“头汗出”的范畴。更年期患者往往有百合病的抑郁表现，而柴胡桂姜汤中的瓜蒌牡蛎散就是治疗百合病的，故此方可治抑郁症。因为该方证是寒热错杂的厥阴病证，除“头汗出”之上热证外，往往伴有手足凉或腰腹、下肢冷的下寒症状，在临床上，要与桂枝汤方证加以鉴别。

在柴胡桂姜汤有十二个症状（胸胁满微结、小便不利、渴而不呕、头汗出、寒热往来、心烦、微恶寒、手足冷、心下满、口不欲食、大便硬、脉细），另外，《伤寒派腹诊》中还有“脐上心下动气甚，与虚里跳动相应……冲逆，口舌干而渴”等症状，这些症状大多同其他方证症状穿插相似、不易区别，相对具有特异性症状的就是“头汗出”，且此头汗出是发作性的、一股一股的烘热汗出，因此我认为柴胡桂姜汤方证的抓手就是“头汗出”，再结合其腹诊特点“腹力 2/5 级，腹软，有轻度的胸胁苦满（即心下痞满感），腹部悸动（脐上悸），心下痞鞕”，兼见手足凉或下半身凉的下寒证即可应用。

简而言之，头汗出、口渴、手足寒或下肢凉，加腹诊“腹力弱、脐上悸”就是该方的主症。

三十、前列腺癌PSA高，尿频尿痛尿不利（附前列腺增生案）

【诊疗实录】

患者郝某，男性，72岁，退休干部，于2019年3月9日就诊。

因为郝某跟我是多年好友，他见到我一坐下来就说："我一个多月前（2019年1月26日）去体检了，这是体检报告，主要是前列腺增生，还有血压高、血脂高。"

我看了看他的体检报告：PSA（前列腺特异性抗原）140ng/mL，FPSA（血清游离前列腺特异性抗原）9.515ng/mL。核磁检查：前列腺体积增大，考虑为良性增生。B超检查：前列腺肥大，伴钙化灶，前列腺内腺呈结节性改变。

患者面红，体型偏胖。

我问他："怎么难受了？"

他说："我主要是尿痛、小便不利，想尿又尿不出来，尿黄，每次尿得少，点点滴滴的，老想尿，晚上更明显，一晚上扰得睡不好。"

我又问他："你口干苦不？想喝水不？腰怕不怕凉？大便干不干？吃饭、睡觉怎么样？"

他说："口干苦了，也想喝水，腰腿怕凉，其他都正常。"

我查看了舌脉：舌苔白腻干，舌下脉络瘀滞，脉弦滑左甚。

我又按了按肚子：腹力3/5级，上腹痞满，左少腹压痛。

这个病该如何辨证呢？

首先，"口干苦"及腹诊的"上腹痞满"（胸胁苦满），依《伤寒论》条文"有柴胡证，但见一证便是，不必悉俱。"可判断为少阳病的小柴胡汤方证，只因其脉弦滑不弱，体质不虚，故弃方中参枣。

其次，“口干喜饮”“尿少不利”，与《伤寒论》第156条中的“其人渴而口燥烦，小便不利者，五苓散主之。”的方证相对应，五苓散证是外邪内饮，饮停化热的太阳阳明太阴合病证。

再就是，腹诊的“左少腹压痛”，结合“舌下脉络瘀滞”，以及B超、核磁的检查结果，应该是太阳阳明太阴合病夹有瘀血的桂枝茯苓丸方证。

还有，“腰腿怕凉”伴有小便不利、尿频夜甚的症状，应该是病在太阴的肾着汤（甘姜苓术汤）方证。

考虑到尿痛、小便不利，也是蒲灰散的主治之症。

另加石膏治面红、口干喜饮的阳明之热，加牛膝活血通经，补肝肾，利水通淋。

综上，辨六经总属少阳阳明太阴合病，处以小柴胡汤合五苓散、肾着汤、桂枝茯苓丸、蒲灰散加石膏、牛膝。

处方：柴胡15g，黄芩10g，姜半夏10g，猪苓10g，茯苓15g，桂枝10g，牡丹皮10g，白芍15g，赤芍15g，泽泻15g，苍术15g，牛膝10g，石膏30g，蒲黄10g，滑石10g，王不留行10g，蒲公英10g，干姜10g，炙甘草3g，七剂配方颗粒，每日两次，每次一袋，开水冲服。

当时考虑到PSA：140ng/mL，建议他到北京某医院进一步明确诊断。

过了半年（2019年9月23日），患者来复诊，自述上次服药后，小便好多了，尿频减少，尿不痛了，PSA下降了一半，降至70ng/mL，后来听了我的建议去北京某医院检查，经穿刺病检确诊为前列腺癌，Gleuson评分4+4=8分，属预后差型的前列腺癌，近日准备再去北京某医院进行放疗和内分泌治疗。因服上方效果明显，守方开了二十八剂配方颗粒带走，服法如前。

又过了3个多月（2020年1月17日），患者再次来复诊说道：“近期在北京某某医院进行内分泌治疗和放疗，医院不让服用中药，我觉得一不吃中药就排尿困难，尿痛，尿不利，夜尿频，所以我一直就按以前开的方子，在北京抓药吃了，吃上药就排尿舒服，不吃就不行。现在化验PSA也降到50（ng/mL）以下了，吃上药小便就通畅。”遂又开了二十八剂配方颗粒。

【辨证解惑】

1. 前列腺癌简述

前列腺癌往往到了老年后发病率很高，大多数经体检发现，早期前列腺癌多数无明显症状，随着肿瘤的生长，前列腺癌可表现为下尿路梗阻现象，如尿频、尿急、尿流缓慢，排尿费力，甚至尿潴留或尿失禁等。

大多数患者是体检查出PSA增高而进一步检查，经前列腺穿刺活检确诊。PSA即前列腺特异性抗原，正常范围是4ng/mL以内，如果超过10ng/mL，建议进行前列腺穿刺检查，如果大于100ng/mL，已经是异常增高，怀疑为前列腺癌。因此，需要进行前列腺穿刺活检术，PSA（前列腺特异性抗原）是早期发现前列腺癌的最重要的指标之一。

关于中药降低PSA的有关报道较少见，该患者服用上方后改善尿路梗阻现象显著，且有明显降低PSA的作用。

患者经内分泌治疗和放疗后，小便仍不利，仍尿频，尿量少，尿等待，尿急尿痛，服用上方中药后，症状明显得到了改善，所以一直自行服用，坚持治疗。

有关桂枝茯苓丸方证及腹诊内容，有关篇幅中已有详述，此不赘述。

2. 柴苓汤方证腹诊

柴苓汤是小柴胡汤同五苓散的合方，小柴胡汤证是少阳病，除了少阳病的提纲“口苦、咽干、目眩”外，还有“往来寒热、胸胁苦满、心烦喜呕，默默不欲饮食”四个主症为柴胡证，也就是《伤寒论》第100条“有柴胡证，但见一证便是，不必悉俱”的主症。

其中胸胁苦满是他觉症状，是腹诊的腹象之一，应为小柴胡汤必备的腹证之一。

胸胁苦满，就是胸胁下及上腹痞满的症状。需要说明的是，大柴胡汤的腹候：“小柴胡汤的腹证，而心下急者也。心下拘急，故拘于呼吸，或心下满痛者有之……大柴胡汤满无定处。”（《伤寒派腹诊》）

二者腹诊相似，因大柴胡汤证是少阳阳明合病，故上腹部偏实满压痛。临床表现尚有“心下急，郁郁微烦”，大多伴有大便干。

五苓散方证为外邪内饮、饮停化热的太阳太阴阳明合病证，往往有“其人渴而口燥烦、小便不利”的主症。

由于小柴胡汤常与五苓散合方应用，久而久之称之为柴苓汤。两方各自的适应证就是二者合方的方证。

在临床应用中发现了该合方的常见腹证。在并木隆雄《腹诊的循证医学研究》一书中记载：“柴苓汤，腹力中等度（3/5级），大多数有胸胁苦满（上腹痞满），一般上腹有振水音，部分有心下痞硬，腹直肌挛急，腹痛。”

该患者“口干苦喜饮，小便不利”，结合腹诊“胸胁苦满（上腹痞满）”，应该是柴苓汤的方证。

柴苓汤是小柴胡汤和五苓散的合方，临床中，诸家的柴胡剂合方很多，柴苓汤只是小柴胡汤的合方举隅，另有柴胡桂枝汤、柴朴汤、柴陷汤、柴归散、柴妙饮等。事实上，临床中除了小柴胡汤的合方外，大柴胡汤亦如此，若见柴胡剂而属实热不虚者，上述合方中的小柴胡汤宜用大柴胡汤代之。

当前的社会生活，物质丰富，衣食无忧，实人更为多见，所以在临床中，大柴胡汤的应用场合会更多，医者须细心体会、辨别应用。

3. 认识小方蒲灰散及类案

蒲灰散出自《金匮要略·消渴小便不利淋病脉证并治》：“小便不利，蒲灰散主之，滑石白鱼散、茯苓戎盐汤并主之”。本条紧接瓜蒌瞿麦丸方证条文之后。

清·陈修园《金匮要略浅注》认为：前条“小便不利者，有水气，其人若渴，瓜蒌瞿麦丸主之”，而本条“小便不利”是“无水气而渴，只是小便不利”……审系湿热，蒲灰散主之。若系血分，滑石白鱼散，若欲驱除阴分之水湿，茯苓戎盐汤并主之。此为小便不利，并出三方，听人之随证择用也。

胡希恕先生认为，本条即指小便不利而淋漓艰涩者……蒲灰既可止血，又可利尿，配伍滑石消炎，利尿止痛。（《胡希恕讲伤寒杂病论》）

可见蒲灰散是针对湿热所致小便不利的效方。该患者面红，体胖，口干苦，尿黄、尿痛、尿不利，应该是湿热瘀阻所致，符合本方证。

有学者认为蒲灰是“菖蒲炒炭”。我经过多年临床实践，认为是蒲黄。大塚敬节在《金匮要略研究》中引《神农本草经》“蒲黄，味甘平，主心腹，膀胱，寒热，利小便，止血，消瘀血”，故认为蒲灰即蒲黄。

我认为蒲灰散治疗的是，湿热瘀阻的小便不利。蒲黄消瘀血，滑石利湿热，如尿血可用蒲黄炭。

我曾治疗一例昏迷后尿潴留的患者，导尿五日后拔管，出现尿不利、尿痛，考虑其由拔管损伤尿道，原有湿热未清所致，遂用蒲灰散原方（蒲黄20g，滑石9g，研末分10包，一日两次，饭前服。五日后便尿不痛，排尿通畅）

4. 类案

患者段某，男性，73岁，于2016年12月5日就诊。

自诉说：“近两年多来，我总是小便困难，尿急尿频，尿不利，尿量少，有时还尿痛。近一个月来，病情加重了，排尿更加困难，滴一点点，小腹下坠憋胀感，尿少，尿黄，尿等待，晚上小便次数多，一晚上4～6次，尿量少，费劲，在某某医院B超检查，说是前列腺增生，肥大，让做手术了，你有没有什么办法？”

我问他：“口干想喝水不？大便干不干？腰怕凉不？腰痛不？全身怕凉不？出汗不？”

他说：“口干想喝水，全身怕凉，腰怕凉，腿、膝、脚都怕凉，大便不干，小便尿少不利，尿黄，小腹憋胀，天冷小便就更不利了。”

我查看了舌脉：舌苔薄白腻，舌下静脉瘀曲，脉弦滑。按了按肚子：腹力3/5级，腹濡软，小腹凉。

我考虑“口干想喝水，小便不利”，加之小腹凉，怕凉，天冷加重，应该是太阴阳明合病的瓜蒌瞿麦丸方证，小腹濡软，小腹凉，是用附子的指征之一，陈修园《金匮要略浅注》中云“该方后自注‘腹中温’三字为大眼目，即肾气丸之变方也”。

患者腰腿膝足凉，即下半身凉，伴小便不利，应该是太阴病的肾着汤方证。

尿黄，小腹憋胀，尿不畅，“滴一点点”，是水停下焦蕴久化为湿热的通关丸方证。

经上分析，处以瓜蒌瞿麦丸合肾着汤合通关丸加泽泻。

处方：制附子10g，瞿麦10g，天花粉15g，干姜10g，苍术15g，茯苓15g，炙甘草5g，泽泻15g，肉桂3g，知母10g，黄柏10g，七剂，水煎服，日一剂，分两次饭前温服。

2016年12月13日二诊，患者一进诊室，高兴地说："你开的药神了，喝了一天，小便就通畅了，尿尿不疼了，次数减少了，尿量比以前多了，再给我按上次药开吧！"

我一看，上次的处方少开了山药，可能病人太多，太着急疏忽了，守方加山药15g，开了十四剂配方颗粒，一日两次，一次一袋，温水冲服。

5. 关于滋肾通关丸

滋肾通关丸也简称通关丸，有促气化、利小便之功，是李东垣所创，其中知柏清湿热为主，肉桂温营血，助气化，通九窍。

清·陈修园《时方歌括》认为本方："治下焦湿热，小便点滴不通，以致腹闷欲吐。用此丸清下焦之热，则小便如涌矣。"原书谓"病在下焦，故口不渴"。临床上不必拘泥口渴与否，只要有下焦湿热，即可用之。

三十一、宫颈癌致肾积水，肚痛恶心尿不利

【诊疗实录】

患者吴某，女，41 岁，于 2022 年 4 月 29 日由她爱人和亲戚双人搀扶下进入诊室。

患者面色灰白惨淡，没有精神，看上去少气无力的样子，身上还挂着尿袋。

我问她："你现在主要怎么难受？"

她说："我们是巴彦淖尔市五原的，我得了宫颈癌，手术 1 年半了，这半年病又犯了，去某某肿瘤医院放疗（后装近距离治疗）、靶向治疗、化疗，治疗一个月刚出院，他们不要我们了，那里的大夫说让我回家养着吧。"

"我不甘心，想用中药治着试试，我现在主要是小肚子拧得痛、窜痛，大便时肚疼得更厉害。因为有肾积水，插导尿管两个多月了，所以现在小便时尿道口疼痛。经常恶心，一大便就肚疼，一肚痛就恶心加重。以前一直不想吃饭，停止放疗后，吃饭好一些了。再就是浑身软、没劲、没精神、气短、气上不来，不能长出气。"

我又问她："口干苦吗？想喝水吗？出汗不？怕凉吗？大便怎么样？睡觉好不好？"

她说："口干苦，不想喝水，不出汗，不怕凉，大便还行，睡觉可以。"

这时，她爱人把某医院的出院诊断和检查材料给我放在桌子上，我看了一眼出院诊断：恶性肿瘤放射治疗；恶性肿瘤免疫治疗；宫颈恶性肿瘤；恶性肿瘤复发；肾功能异常；电解质代谢紊乱；骨髓抑制；贫血。

又翻看了检查单，超声示（2022 年 4 月 4 日）：盆腔内实性肿物 – 考虑复发；腹膜后、双侧髂脉血管区多发肿大淋巴结 – 考虑转移灶；右肾盂积水；双肾囊肿。腹部 CT 示（2022 年 3 月 10 日）：宫颈肿物术后改变；断端软组织肿

物，考虑复发，累及周围结构及双侧输尿管下端，致上方双侧输尿管积水，右肾灌注减低，盆腔腹膜略厚，请结合临床；腹膜后、盆腔内、双侧髂总血管周围多发淋巴结肿大，考虑转移瘤。胸部CT示（2022年1月29日）：双侧胸腔少量积液，右下肺钙化灶。

她爱人说："在某某医院做了几次放疗，靶向治疗一次，做后装近距离治疗两次，让做四次，难受得厉害，就做了两次。后装治疗真的呛不住了，化疗因为呕吐等反应大，只做了一次。肾积水，肌酐达1400μmol/L多，曾抢救了3次，带上导尿袋后，4月20日的检查降到110μmol/L了，血糖12.5mmol/L，血小板低，贫血。"

我查看了舌、脉，舌偏淡，苔白腻，舌下静脉瘀曲，左脉弦滑，右脉弦。又按了按肚子，腹力4/5级，腹部一按就疼痛拘急，按时痛而呼吸急促，上腹痞硬压痛，左少腹压痛甚并向外放射。左少腹按压有条索状硬结，小腹底部耻骨上方压痛甚，十分敏感，手不可近，按完后肚子仍觉得疼痛，按各个疼痛的部位时，直吼"疼！疼！疼""沸！沸！沸（内蒙古方言疼痛的意思）"。

这个病该如何辨证呢？

首先，患者是肿瘤转移经过放疗、化疗、靶向治疗后，病情危重，似乎认为没有治疗希望了，让回家养着，抱有一线希望来寻求治疗。

当下是肚子疼得厉害，伴有乏力、气短，尽管大便还行，但依腹诊，抓主症来辨证，腹诊：腹力4/5级，整个腹部拘急压痛，一按就疼，做完腹诊后，仍疼痛不止。

从腹诊的角度来看，口干苦，按压上腹痛甚是少阳阳明合病的大柴胡汤方证，左少腹按压有条索状硬结及压痛甚而向外放射，是瘀热互结的阳明病"少腹急结"的桃核承气汤腹证，按压小腹下耻骨上方压痛明显是阳明病下瘀血汤腹证，考虑到此前妇科出血多、尿不利、肾积水的宫颈肿瘤病史，结合"腹中疼痛""妇人腹中诸疾痛"（《金匮要略·妇人妊娠病脉证并治》），以及患者"肾功能异常、贫血"，说明有血虚夹水湿的太阴病当归芍药散方证。因贫血，身体极度虚弱，加人参以扶正。

六经辨证总属少阳阳明太阴合病夹湿夹瘀，予大柴胡汤合桃核承气汤、下瘀血汤合当归芍药散加人参。

处方：柴胡15g，枳实10g，桂枝10g，桃仁10g，大黄10g，土鳖虫10g，黄芩10g，姜半夏10g，白芍15g，泽泻15g，生姜10g，焦白术15g，茯苓15g，当归10g，川芎10g，人参10g，炙甘草5g，七剂颗粒。另外配芒硝10g，七剂，冲服。

2022年5月4日患者发来微信说："这几天喝上中药后不气短了，感觉好多了，有劲儿了，想再吃一周行不？"

我说："行呢。"因为患者在外地，因疫情而不方便前来复诊，我又让我的学生通过快递寄去了七剂颗粒。

2022年5月13日复诊。患者一进诊室，给我两个化验单，我一看化验单是五原县某医院的。

我说："你是五原的？"

她说："你不认识我了，我就是上次两个人扶进来的那个吴某某。"

我再一看患者，同上次简直就是判若两人，虽然还带着尿袋，但面色已正常，精神好，且能独自进入诊室，说话声音洪亮，变化如此大，实属意料之外，令人惊喜！

她笑着说："我现在好多了，不气短了，能出上气了，有劲儿了，肚子不疼了，恶心减轻了，偶尔犯一次恶心。还是嘴干苦，现在想喝水了，吃饭行了，血糖降了一些（11.53mmol/L），肌酐也降了些（98μmol/L），就是拉肚子。"

我看化验单，血小板 378×10^9/L，红细胞 2.45×10^{12}/L，血红蛋白74.2g/L，肌酐98μmol/L，尿酸441μmol/L，微量球蛋白3.05g/L（5月7日）。

观其舌、脉如前。按肚子腹力3/5级，较上次软了，压痛都明显减轻了，上腹稍有压痛，脐中压痛，左少腹仍有条索状硬结，仍压痛，但不向外放射。

效不更方，考虑大便稀，"少腹拘急"的桃核承气汤腹证不显，宜改为桂枝茯苓丸缓图，守方去芒硝，改为桂枝茯苓丸，加牡丹皮10g，开了十四剂颗粒，服法同前。

2022年5月27日，患者及家属喜笑颜开地走进诊室，说："我现在好多了，觉得我的病好了，尿袋取了三天了，前三天又做了化验，好多了，指标都好转了，尿利了，就是一小时一次。"说着便把化验单递给了我，血小板 425.6×10^9/L，红细胞 3.26×10^{12}/L，血红蛋白94g/L，肌酐109μmol/L，尿酸432μmol/L，微量球蛋白3.2g/L。

我看患者面色红润，精神好，看不出是有病的样子，我问她："肚子不疼了？口干苦不？想不想喝水？大便怎么样？”

她说：“肚子再没疼，口苦想喝水，喝上中药，大便一天三次，稀的。”他爱人说：“自从喝上中药，把尿毒清、金水宝都停了。”

我查看舌脉，舌质偏淡，苔薄白，脉弦滑，又按了按她的肚子：腹力3/5级，腹软（较上次软），上腹不再压痛了，也不再痞满了，脐中压痛，脐左旁压痛，并有条索状硬块。

考虑口还苦，欲饮，为少阳阳明邪热未尽，仍用大柴胡汤，大便稀去了大黄，依腹诊脐中压痛，仍有血虚水湿太阴病的当归芍药散方证，脐左旁压痛按有条索状硬块，为瘀血未尽，仍用桂枝茯苓丸方活血化瘀。

处方：柴胡15g，黄芩10g，半夏10g，人参10g，枳实10g，白芍12g，桂枝10g，茯苓15g，当归10g，川芎10g，泽泻15g，苍术15g，炙甘草5g，干姜10g，桃仁10g，牡丹皮10g，十四剂汤药，水煎服，一日两次。

嘱其放松心情，好好锻炼。

她说：“从某某医院回来刚好一个月，病就治好了，原来以为快不行了，得好好谢谢您了”。

2022年6月10日，患者同她爱人一起来复诊。拿出了当地医院6月9日的化验单：肌酐103μmol/L，尿酸558μmol/L，红细胞3.44×10^{12}/L，血红蛋白100.1g/L，血小板310.8×10^{9}/L。

她说：“近几天，左肋下偶然疼痛，服药后尿频好转了，以前一小时一次，现在3～4小时一次。口干苦好多了，爱出汗，怕热，腰有些困疼，尿不利，尿后有淋涩感，可能是插导尿管引起的。”

我查看了舌苔、脉象，舌苔薄白腻干，舌下络脉瘀滞，脉弦滑。

按了按肚子，腹力3/5级，腹软，上腹压痛，脐左旁按压有条索状硬结、压痛，左少腹压有条索状硬结、压痛引外，压痛均较前减轻。

考虑口干苦，左肋下痛，上腹压痛，应该是少阳阳明合病的大柴胡汤方证。

脐左旁压痛，还是血虚有水湿的太阴病的当归芍药散方证。

左少腹按压条索状的硬结，以及压痛向外放射，应该是“少腹急结”的阳明病结瘀的核桃承气汤方证。

尿不利，尿有余沥，结合长期插导尿管史，应该是湿热瘀堵的蒲灰散方证，加土茯苓利湿解毒。

予大柴胡汤合桃核承气汤、当归芍药散合蒲灰散加土茯苓。

处方：柴胡15g，黄芩10g，半夏10g，白芍12g，酒大黄10g，桃仁10g，桂枝10g，泽泻15g，茯苓15g，芒硝6g，蒲黄10g，当归10g，川芎10g，苍术15g，枳实10g，炙甘草5g，滑石10g，土茯苓30g，十四剂，水煎服，服法同前。

【辨证解惑】

1. 关于本病的病机

该患者子宫颈癌术后一年多，复发转移半年余。因转移后“累及周围结构及双侧输尿管下端，致上方双侧输尿管积水，右肾灌注减低”引起的“肾积水，肾功能异常”，以及放疗、靶向治疗、化疗，致使骨髓抑制，而出现贫血，病情更加复杂危重。

肿瘤本是本虚标实，正气虚弱，痰浊瘀毒积聚，治疗当扶正祛邪。然扶正与祛邪，须根据病体的具体状况而定其先后比重，也要遵循有是证用是方药的方证辨证原则施治，切不可固化思维而犯虚虚实实之戒。

宗胡希恕先生经验，危重病“小大不利治其标”，所以依据腹诊用大柴胡汤合桃核承气汤。又因为有陈旧性瘀血的小腹压痛的下瘀血汤方证，所以加土鳖虫，以治“腹中干血着脐下”的腹痛。

由于贫血、肾积水，故有“腹中疼痛”血虚水湿内停的太阴病当归芍药散证。现代医学的检验、检查辅助诊断，可认为是对中医四诊的拓展、延伸和完善，辨证时可供参考。

从这个病例的诊疗来看，尽管患者有面色苍白，全身软弱，少气无力，不能行走的一派虚象，但依腹诊判断虚实和各个方证的腹象，就能准确抓住主症，准确选方用药。

2. 关于桃核承气汤方证及腹诊

桃核承气汤方证及腹诊的解读详见“脑梗中风中脏腑，胡言乱语不识人”篇中，此不赘述。

3. 关于大柴胡汤方证及腹诊

大柴胡汤方证及腹诊的解读见“脑出血病兼肺炎，并发下肢静脉栓”篇，此不赘述。

4. 关于下瘀血汤方证及腹诊

《金匮要略·妇人产后病脉证并治》篇：“师曰：产妇腹痛，法当以枳实芍药散，假令不愈者，此为腹中有干血着脐下，宜下瘀血汤主之。亦主经水不利。”

以方测证，显然枳实芍药散是治疗产后气滞血瘀的腹痛，而下瘀血汤是治疗“腹中有干血着脐下”引起的腹痛。

干血即陈旧性瘀血，下瘀血汤方中除了大黄、桃仁活血化瘀、泻下瘀热外，䗪虫味咸寒，《神农本草经》谓之治“血积癥瘕，破坚，下血闭”，治瘀血性腹痛，“血积癥瘕”即顽固日久之瘀血疾患。

胡希恕先生认为“本方所主腹痛在脐下，而且非常敏感，甚则手不可近”。

该患者做腹诊检查时，小腹疼痛，非常敏感，手不可近，同该方证十分符合。确实属“干血着脐下”顽固的“血积癥瘕”。关于下瘀血汤及腹证，在《伤寒派腹诊》中记载：“此证，试探脐下，指头稍觉坚硬而痛者，为此方主症也。余考之，此为血瘀证，妇人经水不通，男子亦有血瘀者。其人或腰痛久而不止；或有淋疾、癖疮、脱肛等疾者”。“又见脐下急痛者亦可用之。”

该患者腹痛按之痛甚，手不可近，在脐下、小腹处、耻骨上压痛明显，符合下瘀血汤腹证。

三十二、宫颈癌病放化疗，便脓六年真煎熬（附痔疮案例）

【诊疗实录】

2018 年 4 月 5 日的上午，正值清明节，一位姓兰的老太太在家人的陪同下，专程从呼和浩特来乌海找我看病。

老太太 72 岁，于 2012 年因“宫颈癌”行手术治疗，又经放、化疗后，便出现大便夹脓的症状，至今已持续六年了。

“我这个大便便脓团六年了，去了很多地方看，看了也有六年了，都治不好。”老人诉说，“听我家孩子说，您看病看得好，他就接上我来了，你看看我这病有没有治了。”

她用期望的眼神凝视着我，很想得到肯定的回答。

我搭脉的同时便问：“你还有没有其他不舒服？”

她说道：“我平时老头痛、头晕，咳嗽，出汗，容易感冒，嘴干苦，嗓子也干，大便一天一到两次，每次大便里都挂有脓团。”

查看舌脉：伸舌居中，舌质淡红，苔白腻干，脉浮弦滑。

腹诊：腹力 3/5 级，上腹按痛，左、右少腹压痛，右少腹按痛引上。

患者描述的证候比较杂乱，但经整理分析后发现，“出汗，容易感冒”符合太阳病表不固的桂枝加黄芪汤方证。

“嘴干苦，嗓子也干，头晕”符合少阳病提纲证“口苦、咽干、目眩”，口干是阳明热证，可与小柴胡汤加石膏。“咳嗽”加杏仁。

此患经放疗（属于中医火攻范畴），伤津助热，热盛肉腐成脓。

便脓可加薏苡附子败酱散治肠痈成脓证，或加赤小豆当归散亦无不当，或排脓散亦可，或白头翁汤、黄芩汤治热痢便脓也可。

然依据腹诊之主症“右少腹按痛引上”，其中的“按痛引上”为桃核承气汤的独有腹象，该方证执简驭繁，推翻了前面的所有方证。

我在临证时，当腹诊很典型很明确时，我常以腹诊为先。只因腹诊更加客观，少了很多主观推断，直指事物原貌。

故予通泻瘀热的桃核承气汤原方。

处方：大黄20g，桃仁10g，炙甘草10g，芒硝10g，桂枝10g，五剂，水煎服，嘱其用三瓶水煎成一瓶药，日一剂，分三次饭前半小时服，忌荤腥油腻、辛辣食物，药后腹泻甚或便血，不必惊恐。

4月12日二诊：患者便脓明显减少。

再次腹诊：上腹、左少腹按之不痛，右少腹仍按痛，但痛减不及前，且痛在原处，不向上放射。

根据证候反应，说明通过前方治疗，瘀热随泻而去，但并未尽去，依腹诊“右少腹仍按痛”当属大黄牡丹汤方证，加肉桂行血止痢以治便脓。

处方：大黄10g，桃仁10g，牡丹皮10g，冬瓜仁15g，芒硝10g，肉桂5g，五剂，水煎服，日三次，饭前服。

4月19日三诊：便脓消失，口不干苦，唯有饭后胃脘闷胀不适。

患者瘀热之邪已清，邪去正虚，脾虚食滞，予外台茯苓饮加半夏、神曲、炒麦芽健脾和胃，消食化滞。

处方：党参15g，焦白术15g，茯苓15g，枳壳10g，陈皮30g，姜半夏10g，神曲10g，炒麦芽30g，七剂，水煎服，日两次，饭前服。

数周后，老太太的儿子来就诊，问及其母，他欣喜说道：“我母亲的病彻底好了，再没有便过脓，我母亲她也说自己没病了，也不难受了，非常高兴，已经回呼和浩特了。是您医术高超，药到病除，非常感谢您！”

【辨证解惑】

1. 腹诊亦需抓主症

临证腹诊时，我们经常会遭遇诸多腹证同时存在的情形，遇此该如何处理，我想有必要在这里作一说明。

大概有两种处理方法。

一是依据每个腹证（腹象）所对应的方药进行必要的合方。比如，我们常用的大柴胡汤合桂枝茯苓丸，其典型腹证是“腹力 4/5 级，上腹痞满按痛，左少腹按痛”，以此腹证合方常治疗脑血管病，哮喘等病证。

二是根据多个腹证的显著程度不同进行取舍，当以腹证最显著最特异者作为主症选用对应药方，即腹诊亦需抓主症（主腹证），如同抓证候群的主症一样。

此案初诊时的腹证“腹力 3/5 级，上腹按痛，左、右少腹压痛，右少腹按痛引上”较多，却仅抓住最具特异性的“右少腹按痛引上”之“按痛引上”，而单投桃核承气汤取效。

依据腹诊选方，无论是合方还是单方，都有必要参考其证候，相吻合者，则选方用药的准确率更高。

关于腹诊在临床中的意义，在此引用张丰先生关于腹诊的评价：“无之必不然，有之未必然”(《中医人生》娄绍昆著)，不偏不颇，非常实用。

2. 谈本案便脓成因

《外科正宗》阐述脓成之因，是为热盛而肉腐，肉腐则成脓，脓成与热盛肉腐直接相关。

回到本案，患者已有痰瘀热毒形成的病理产物肿瘤六年，加之术后留瘀，放疗火攻，瘀热更甚，以致热盛肉腐成脓。其脓表现为便脓，故祛邪之路亦为利导大便。

治疗中大黄牡丹汤中加肉桂，虽然与整体的实热病机不符，然用之既为反佐之意，又可内托痈疽以治便脓。如同治疗疮疡病久的十全大补汤中的肉桂，与黄芪共奏内托疮疡痈脓之功。

《神农本草经》云肉桂止泻痢，常用于治疗赤白痢疾之白多赤少者。今引用于此便脓案，只便脓不便血，甚为妥当。

3. 本案辨治思维

我们常规的治病思路是：若邪盛而正不虚时，当先攻邪，邪去再调养生息。

本案亦如此。

初诊时，依据腹诊主症特点“右少腹按痛引上”，先予桃核承气汤峻下瘀热。

二诊时，患者便脓明显减少，其腹证“上腹、左少腹按之不痛，右少腹仍按痛，但痛减不及前，且痛在原处，不向上放射”也证明邪不及前，依腹诊符合药力较缓的大黄牡丹汤方证。

三诊时，患者便脓消失，唯胃纳不化，此属邪去正虚，以外台茯苓饮调理脾胃，生化气血，调养生息。

本案诊治思路清晰，分寸有度，层层递进，未经曲折，短期病愈，是最让我欣喜的案例之一。

4. 类案拓展方药证

上述的大黄牡丹汤治便脓，是本方证之主治，便脓本是肠痈病。下面再举一例，是我的学生王军前在跟师学习期间主治的严重痔疮案。

张某，男，38岁，2018年1月23日在微信上咨询诊疗。

患者痔疮史10余年，近一周痔疮肿痛加重，影响行走坐卧，就诊于某医院肛肠科，专科医生检查后，认为其痔核肿大甚，建议先输液消炎，待痔核肿消后择期再行手术治疗。

遂输液消炎3天，然症状丝毫未减，情急之下，病人的媳妇微信咨询于我，言其肿痛甚，苦不堪言，并发来图片（见下图），观其痔核肿大充血甚，颜色紫黯。素大便干结成球状，5～6日一解。

显然，其痔疮发作与其大便干结直接相关，故无需多想，宗“小大不利治其标”，此以通调大便为要，予大黄牡丹汤加薏苡仁。

处方：大黄10g，芒硝10g，桃仁10g，冬瓜子15g，牡丹皮10g，薏苡仁30g，三剂，水煎服。

服一剂后回访，疼痛已消，自觉痔核明显缩小（见下图），大便一日两次，成形，继观。

3日后回访，症状全无，痔核明显萎缩（见下图），大便调畅。

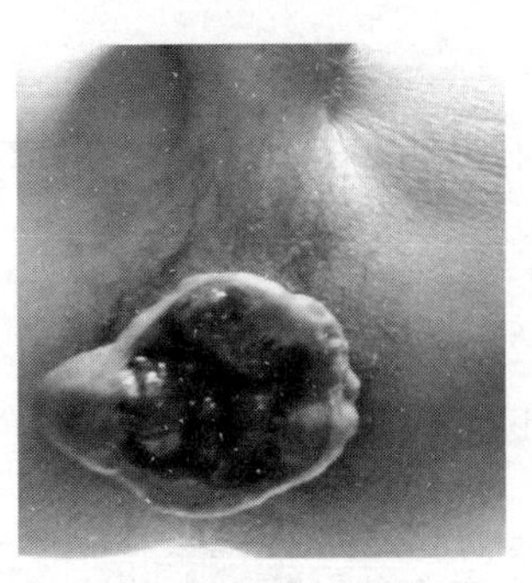
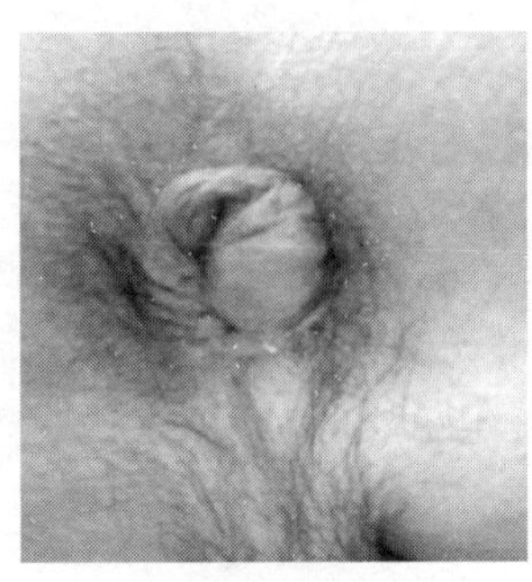
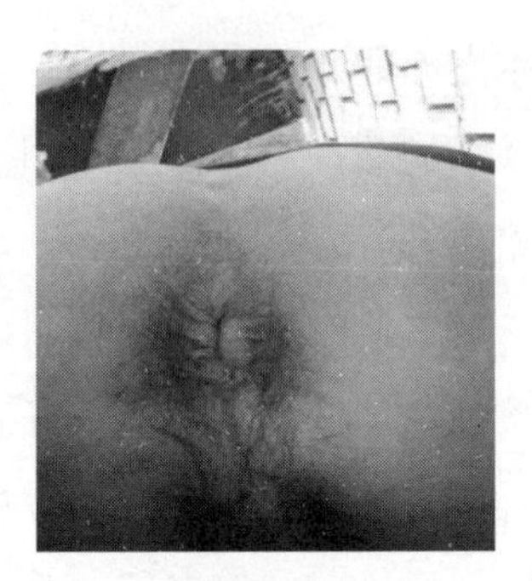

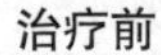
治疗前　　服药一剂后　　服药三剂后

《腹证奇览》书中已明确记述了大黄牡丹汤可治疗痔疮，结合《金匮要略·疮疡肠痈浸淫病脉证并治》中的大黄牡丹汤方证，拓展思维，大黄牡丹汤既然可治肠痈，而肛门是肠道末端，属肠道的一部分，它的痈脓炎症之疾应当亦可治，故认为此方可治痔疮。

再分析药证，方中大黄化瘀通腑，芒硝散结泻下，冬瓜仁利湿消肿，桃仁化瘀消肿，牡丹皮化瘀凉血，诸药均可针对形成痔疮的常见病机，即便结瘀滞，加薏苡仁更能利湿消肿止痛。

案中患者大便 5 ～ 6 日一解，便干形似羊粪，这是芒硝的用药指征，郝万山老师讲《伤寒论》时谈到，芒硝是肠壁的“发汗药”，形象地称其为内发汗药，它能增加肠壁黏液分泌，能软化干结的粪便。

痔核瘀紫肿甚，桃仁、冬瓜仁、薏苡仁，三仁化瘀消肿，大黄既可通腑、又能化瘀止痛。众药合方，正对病机，一剂知，三剂已。

三十三、妇科肿瘤病二则，失眠日久兼焦虑

【诊疗实录】

一个周末，我以前所在单位的老朋友请我吃饭。席间，一位老太太跟我说："我的儿媳妇是中学班主任，工作压力大，睡不着觉一年多了，中西药可多吃了，不管用，您的号挂不上，您明天上班吗？能不能给她加个号？"

我说："行了，让她明天来吧！"

2020年4月13日，周一，病人应约而来，她姓王，41岁，从事中学教育工作。因在学校带班，工作比较繁忙，压力较大，她说："我睡不着觉一年多了，而且有个惊动特别容易醒，精神紧张，心烦焦虑，口干想喝水，不想吃饭，手心热，脚凉，腰困，双侧腹股沟淋巴结肿大，2004年做过剖宫产手术，2018年12月24日因为宫颈癌，做过子宫宫颈切除术，B超报告卵巢上移。"

我看了一下舌苔，苔薄白腻干，舌下脉络瘀滞，右脉沉滑，左脉沉弦涩，腹诊：腹力4/5级，按上腹部痞硬，左少腹压痛向外侧放射。

这个病人怎么辨证呢？

病人有宫颈肿瘤病史，病在下焦，虽然术后瘤去，但形成肿瘤的体质环境未曾改变，就像我常说的一句话，"毒蘑菇拔掉了，臭水沟未治理，病仍未愈"。所以病人仍然有下腹部的按痛，下焦瘀热之邪仍在，结合具体腹证"腹力4/5级，按上腹部痞硬，左少腹压痛向外侧放射"，有明显的"少腹急结"，为桃核承气汤方证。

一般来说，腹力4/5级，说明腹满充实，左少腹压痛甚且向上放射是桃核承气汤的腹象。但我在腹诊时发现一个规律，左少腹压痛向外放射也是桃核承气汤的腹证，而且比"左少腹压痛甚且向上放射"多见，这无疑拓展了桃核承气汤的适应证。

以摸得着的腹诊辨证，少了主观推理，变得更加客观精准一些。我认为本病应该是太阳阳明合病，下焦瘀热、上扰心神引起的不寐病，所以开了三剂桃核承气汤。

处方：桃仁10g，桂枝10g，炙甘草10g，芒硝10g，大黄20g，三剂，水煎服，嘱其用1500mL水煎成500mL，分温三次，饭前半小时服，忌荤腥油腻、辛辣食物，并嘱药后腹泻甚或便脓或便血，是瘀热邪去的表现，不必恐慌。

2020年4月17日复诊。病人服药后大便一天六七次，睡眠稍有好转，改善不太明显。

我又做了腹诊检查，腹力仍是4/5级，左少腹压痛减轻，不向外侧放射了，小腹充实硬满。说明瘀热仍未消除，小腹充实硬满应该是抵当汤的腹象，瘀热陈固，是里实热加陈固瘀血，所以改服抵当汤。

处方：大黄10g，土鳖虫10g，桃仁10g，水蛭5g，七剂，水煎服，日两次。

2020年4月24日三诊。病人服药后大便一日两三次，睡眠明显好转，心不烦了，有食欲了，心情好多了。

再次腹诊：腹力3/5级，脐下、左少腹仍有压痛，守方七剂。

半年后，又在饭局上碰到她婆婆，她婆婆一见我便激动地说："谢谢您了，把我儿媳的病给看好了，到现在一直没犯病。"

说也真巧了，跟她同一天就诊的，也有一个患失眠的中年妇女，姓石，50岁，也是长期入睡困难，心烦，胸闷，伴有阵发性胸痛二十多天，心慌气短，胃气上顶，小腹胀满，手脚凉，口干不思饮，二便如常，舌苔薄白腻干，舌下脉络瘀滞，右脉沉弦滑，左脉沉弱。

腹诊：腹力4/5级，上腹痞满，小腹硬满压痛、重按有硬块。

B超示（2020年4月10日）：子宫肥大；子宫多发实性占位（考虑：子宫肌瘤肌壁间浆膜下）；右侧卵巢内混合回声团块（考虑黄体）；宫颈囊肿（多发）；盆腔积液（少量）。

这个病人胸闷胸痛、心烦、小腹胀满，结合B超检查结果，子宫肌瘤、卵巢囊肿、盆腔积液，依腹诊"上腹痞满，小腹硬满压痛、重按有硬块"，符合"少腹当硬满""瘀热在里故也"的抵当汤方证，开了七剂抵当汤（方同上）。

2020年4月17日复诊，睡眠明显好转，诸症减轻，以前两侧腹股沟疼痛，药后也好了，胸闷、胸痛也减轻了，大便中夹脓团，小腹压痛硬满明显减轻，硬块也变软变小。

药后大便中夹脓团，是好现象，是方药正中病邪，瘀热排出的外在表现，不必惊慌。守方再开七剂续服，趁热打铁，尽排瘀热之邪。

【辨证解惑】

1. 失眠与瘀血概述

瘀血证是《伤寒论》阳明病篇的重要组成部分。我在临床中发现，在不少的失眠病人中，尤其是顽固性失眠患者，与瘀血相关的占据相当大的比例。

我们常见的有，“其人如狂”的桃核承气汤方证，“其人发狂”或“其人喜忘”的抵当汤证。

临床中，我用桃核承气汤治愈的失眠患者就非常多，如后文的产后烦躁失眠案。而本文所涉及的两个失眠案例均是抵当汤方证，与后文可谓是姊妹篇。应用依据都是腹诊，其病机是瘀血不去，郁而化热，热扰心神而出现精神失常类病。

2. 桃核承气汤与抵当汤

二者的区别是祛瘀与泻热的侧重点不同，桃核承气汤偏于泻热，兼祛瘀；抵当汤偏于祛瘀，兼泻热。

桃核承气汤方中的桃仁、大黄，治里实之瘀血证，但陈固久瘀之血，桃核承气汤却显得势单力薄，而抵当汤方中的水蛭、虻虫为强有力的祛瘀药，合上桃仁、大黄，破血化瘀泻热。

将抵当汤证与前面的桃核承气汤证比较来看，桃核承气汤证是“少腹急结”，该证是“小腹硬满”；桃核承气汤具有的是“如狂”，抵当汤证表现是“发狂”；桃核承气汤具有的是“其血自下”，抵当汤证表现是小便自利，由此可知，抵当汤证之瘀血是陈年老旧之瘀血，瘀得深重、结实、难化。

简而言之，抵当汤方证：小腹硬满，发狂，小便自利，脉微而沉或沉结（大塚敬节《金匮要略研究》）。

3. 案一方证、病机

前面已经谈了关于桃核承气汤的“少腹急结”的腹诊，常见为左少腹或脐左旁压痛明显或有硬结，压痛向上或向外放射。抵当汤证的腹证是“小腹硬满”，是小腹或者少腹硬满或脐下、脐旁有肿物，或小腹或腹中来去游走者，多见于脐下至横骨处小腹硬满。

案一患者宫颈癌术后，加之工作压力大，精神紧张，长期焦虑，又病了一年之久，多方治疗无效，病久致瘀，化热扰神，出现不寐、心烦焦虑、易紧张等精神异常的症状。腹证“少腹急结”可知瘀热互结在少腹，诸证表现可以说是“其人发狂”的轻症或萌芽状态。

该患者的瘀热诊断主要依据腹诊，结合肿瘤手术、剖宫产术的病史，参考现代医学检查结果：子宫肌瘤、卵巢囊肿、盆腔积液、卵巢上移、腹股沟淋巴结肿大，为我们提供了瘀血的间接依据。现代医学检查拓展了中医望诊，是中医望诊的延伸。

腹诊中的腹力 4/5 级，就是比较充实的硬满，上腹部痞硬，左少腹压痛向外放射，按说应当是桃核承气汤方证的腹象。

服药三天后，症状略有改善，只能说明病久瘀血重，既往有手术史且有两次，桃核承气汤难以胜任祛沉疴之瘀。

二诊腹诊，小腹充实硬满变成了抵当汤证的腹象，左少腹压痛向外放射的腹象没有了，说明当下的瘀热去了一部分，而陈固性的瘀血还没有去，方随证变。

三诊时，睡眠明显改善，说明方证对应，沉痼将去，守方以固效尽邪。

三十四、产后烦躁眠不宁，患者急呼“快救我”（附乳癌术后化疗后不寐案）

【诊疗实录】

2017年3月22日，上午，还有9分钟下班，仍有两个病人在候诊。

门口一个青年妇女扶着门框站着，板着脸，声高气粗地说：“大夫，我失眠厉害，您就不能给我加个号看看？我等了两天都排不上你的号。在楼下的专家门诊那已经看了两个多月了，他们说我是阴虚火旺，但越看越厉害了，昨天晚上一夜没睡，我快疯了，您行行好，快救救我吧，给我看看！”

我说：“行了，等看完这两个，给你加个号。”

她说话有些语无伦次、急急躁躁，嗓门大、声音粗、语速疾，像跟人吵架似的，我想这个表现就是经文中所说的“其人如狂”吧！

这个患者姓付，38岁，长得漂亮，体型偏胖，体格壮实，面色潮红，语言急粗，容易激动。引产后一年多，一直烦躁不寐，身热汗出，头汗甚多，急躁不安。

几天前，她在一楼中医专家门诊那儿服中药治疗，服药后出现大汗淋漓，手心热，大便干结，烦躁不安，失眠加重，舌苔薄白腻，脉弦滑。

腹诊：腹力4/5级，心下按之满痛，左、右少腹，脐中、脐左旁、脐下按痛，按右少腹痛引上腹，少腹硬满充实。

妇人产后多瘀，瘀久容易化热。此患服前医药后出现大汗淋漓，手足心热，大便干燥，是否滋补为患？不得而知。

其人彻夜不眠，烦躁不安，言语表现似“其人如狂”。结合腹证“左、右少腹，脐中、脐左旁、脐下按痛，按右少腹痛引上腹，少腹硬满充实”，正应经文“少腹急结”。

“其人如狂、少腹急结”，正是瘀热互结于下，上扰心神，导致精神异常的桃核承气汤方证。

处方：桃仁10g，桂枝10g，炙甘草10g，芒硝10g，大黄20g，三剂，水煎服，嘱其用1500mL水煎成500mL，分温三次，饭前半小时服，忌荤腥油腻、辛辣食物，并嘱药后腹泻甚或便脓或便血，是瘀热邪去的表现，不必恐慌。

两日后，2017年3月24日，患者前来复诊，一走进诊室，就喜笑颜开地讲："您开的药神了，一天拉了六七次肚子，浑身轻松舒服，服药当天晚上就睡了个好觉，一觉睡到大天亮，头上出汗也少多了，还有一剂没吃，我怕明天（周六）你不上班，今天就提前过来开药了。"

我按了按她的肚子，腹诊基本同前，压痛程度明显减轻，小腹变软了，考虑患者近期已同房备孕，未知受孕情况，不能贸然，所以我就告诉她说："吃完最后一剂药就停了吧！"

【辨证解惑】

1. 关于本病的病机

临床中不寐的病人越来越多，病因杂多不一，不能局限于心胆气虚、心脾两虚、阴虚火旺、胃气不和等那几个证型。

该患者所呈现的"体胖、壮实、汗出、躁热、易怒"，符合黄煌老师在方－病－人模式中所讲的瘀热内阻的表现。

烘热汗出、不寐、便结源于产后瘀血未尽，聚于下焦胞宫，瘀久化热，加之前医以脏腑辨证为阴虚火旺，误用滋补，热邪更盛，以致"其人如狂"。

热迫津出则多汗，火性炎上，头乃诸阳之会，故头汗甚；热扰心神则烦躁不寐，瘀热于下，腑气不通则便结。

依据腹诊：少腹或小腹或脐旁按之有硬条索样结块压痛明显或痛引上，属于"少腹急结"，为桃核承气汤之腹象。

2. 关于桃核承气汤方证与腹诊及类案

桃核承气汤方证和腹诊的解读，详见于"脑梗中风中脏腑，胡言乱语不识人"篇中，在此不赘述。

胡希恕先生注解本条时认为："瘀热结于少腹部位，因人站立，液体物质就下，多结于腹底盆腔，瘀血中秽恶之气上冲大脑而发狂躁，本方用调胃承气汤攻里热，加入桃仁祛瘀血，桂枝降其上冲之秽恶之气。”这是胡老对该条该方独特的理解和准确的解读。

瘀血导致的失眠，临床非常多见，尤其肿瘤病人术后、放化疗后更为常见。

顺便讲一个乳腺癌术后化疗半年的失眠病人。

患者姓王，女性，48岁，小学教师，2016年6月16日就诊，患者乳腺癌术后并化疗近半年，精神抑郁，心烦不寐，脱发，面色暗红，身体微胖，现遍身多发红色丘疹（荨麻疹），瘙痒，周身僵硬肿胀，汗出乏力，口干欲饮，头晕头闷，食后胃满，二便调。

舌质暗，舌边瘀点，苔薄白润，脉沉弱。腹诊：腹力3/5级，脐下充实硬结按痛引上。

依腹诊是瘀热内阻的少腹急结证，是桃核承气汤的腹象。

故给桃核承气汤五剂（服药及煎煮法同前）。

5日后复诊，药后腹泻3次/日，精神好，睡眠佳，不抑郁了，丘疹身痒明显减轻，且范围缩小，口不干了，头晕减轻，夜间偶有头部烘热感，纳差，腹诊仍有小腹压痛向上放射，守方五剂。

3. 桃核承气汤、大黄牡丹汤、抵当汤、下瘀血汤、桂枝茯苓丸之腹象鉴别

以上几个方的主症均是少腹（脐以下）部位的瘀滞，从原文着眼：

桃核承气汤有“少腹急结”即少腹部位按之或痞硬痛或拘急痛，或触及条索硬结或重按痛加。左少腹或脐左旁多见，右侧、脐下亦可见“按痛引上”则是此方的特有之证，大概是方中用桂枝平冲降逆的指征。

大黄牡丹汤方证与桃核承气汤方证大同小异，少腹满如肿状，即“少腹肿痞，按之痛如淋”，即少腹部位按之如肿状，痛如小便淋涩感，其痞硬，拘急感显然不及桃核承气汤证，多见于右少腹或脐下，左少腹亦可见。

抵当汤、丸的方证，主症是少腹硬满，或脐下、脐旁有肿物，或小腹或腹中来去游走者，多见于脐下至横骨小腹硬满。

具有抵当汤证的腹证按之痛者，为下瘀血汤的方证，即脐下硬满坚硬而痛。

桂枝茯苓丸方证的腹象，基本同桃核承气汤方证，程度较轻而已，按之痛轻者，没有向上、向外放射的情况。《伤寒派腹诊》载“全腹充实微有力，尤以左腹脐旁至小腹充实而有硬块，触之有抵抗，按之痛。”

三十五、失眠又遇慢阻肺，胸满咳喘夜难寐（附乳癌内分泌治疗后不寐案）

【诊疗实录】

患者李某，女，58岁，2020年12月11日就诊。

患者面色萎黄，精神萎靡不振，一看就像是疾病常年缠身的状态。

她把以前的住院病历和检查资料递给我，说："这是我的病历资料，我的病可多了，气管炎，哮喘，肺栓塞，冠心病，胆结石，还得过脑梗。这次主要看睡不着觉，两个多月了，整晚睡不着，麻烦死了，睡不着觉，医生还说我不能吃安定，你给用中药调理调理吧。"

我看了她2020年7月15日的出院诊断：冠心病－不稳定型心绞痛；心功能Ⅱ～Ⅲ级；肺栓塞；慢性支气管炎急性发作；阻塞性肺炎；支气管哮喘；胆囊结石。还有2020年4月2日颅脑CT检查报告单示：双侧基底节区腔隙性脑梗死；鼻窦炎。

我问她："除了失眠，你还有哪些不舒服？"

她说："主要是睡不着，一躺下就胸满喘咳嗽，后背受凉也咳嗽，不出汗，手、脚、腿都怕凉，头响（脑鸣），口干苦，胃也怕凉，吃了饭不消化，停在胃上了（纳呆）。"

我查看了舌脉：舌苔薄白腻，脉弦滑。按了按肚子，腹力3/5级，腹软无力。

这个病该如何辨证呢？

无汗，手、脚、腿怕凉，咳嗽，胸满，气短，喘，应该是麻黄汤的方证。

但考虑主要是看不寐，"麻烦死了"（心烦），考虑有热，是大青龙汤的主治之证。

结合病久，又有肺炎、哮喘、冠心病、脑梗死病史。加之“胃怕凉，纳呆”的太阴病证的临床表现。

综合辨证，应该是外感表邪、气虚血瘀的太阳太阴阳明合病的《古今录验》续命汤方证。

口苦加了黄芩；另加厚朴，合杏子以定喘。

处方：麻黄 10g，杏仁 10g，桂枝 10g，党参 15g，黄芩 10g，石膏 30g，川芎 6g，当归 10g，干姜 10g，炙甘草 5g，白芍 10g，厚朴 10g，七剂，水煎服，日一剂，分两次温服。

因方中有麻黄，我担心服药时间过晚，会加重失眠，于是告诉她，下午那顿药在下午五点前服用。

2020 年 12 月 18 日复诊，自诉服药后睡觉好了，躺下不喘了，但还有些咳嗽，效不更方，守方加紫菀 10g，以降逆止咳，七剂，水煎服，服法同前。

【辨证解惑】

1. 关于《古今录验》续命汤

在《金匮要略·中风历节病脉证并治》篇的附方中记载，“《古今录验》续命汤，治中风痱，身体不能自收，口不能言，冒昧不知痛处，或拘急不得转侧……并治但伏不得卧，咳逆上气，面目浮肿。”

在陈修园的《金匮要略浅注》中对该条的解释为“徐忠可云：痱者，痹之别名也，因营卫素虚，风入而痹之，故外之营卫痹，而身体不能自收持，或拘急不得转侧，内之营卫痹，而口不能言，冒昧不知痛处，因从外感来，故以麻黄汤行其营卫，干姜石膏调其寒热，而加芎归参草以养其虚，必得小汗着，使邪仍从表出也。若但伏不得卧，咳逆上气，面目浮肿，此风入而痹其胸膈之气，使肺气不得通行，独逆而上攻面目，故亦主之。”

以方测证，徐忠可的病机解读似乎可信，他认为“营卫素虚，风入而痹”，中风为内外之营卫痹使然，而“风邪痹其胸膈”则“但伏不得卧，咳逆上气，面目浮肿”。“痹其胸膈”使胸膈阳气郁闭，阴阳不交而致“但伏不得卧”。

大塚敬节认为“该方也用于治疗仅伏于床而不能横卧平躺，咳嗽，呼吸迫促、颜面浮肿之症”，并认为“该续命汤不仅用于治疗脑出血，脑软化症等引起的半身不遂，对颜面神经麻痹，支气管哮喘、支气管炎也有效。”并认为“该续命汤为大青龙汤的加减方，所不同的是加入了人参、当归、川芎，对因脑软化症及哮喘所致的失眠者有益。”

在临床上，既有咳嗽、喘，伴有痰多的慢阻肺、哮喘病人，又有不少同时伴有失眠的病人，因痰热的多用温胆汤加减获效，但偏风寒痰湿的很难选药，用该续命汤是一个很好的选择。

该患者既往头颅CT示双侧基底节区腔隙性脑梗死，无汗，胃、手足、腿怕凉，平卧则喘，结合舌脉，辨证为太阳太阴阳明合病，符合大续命汤方证。方中含有麻黄汤之意，麻黄汤有治疗咳喘的疗效，《神农本草经》曰麻黄：“主中风、伤寒头痛，温疟，发表出汗，去邪热气，止咳逆上气，除寒热，破癥坚积聚。”

临床中常会遇到服用含有麻黄的方子出现睡眠不佳的现象，但也有像本案一样药后寐安的情况。像此类因喘咳而不能卧者，有麻黄剂适用指征者，大可不必刻意避用麻黄。

2. 类案

再介绍一个乳腺癌放疗、内分泌治疗后引起的失眠案例。

病人吴某，女性，51岁，于2022年3月7日就诊，患者自诉说：“去年九月份去天津某医院做乳腺癌手术，术后又进行放疗和内分泌治疗，内分泌治疗打了戈舍瑞林针一次后闭经了，之后浑身燥热，出汗，怕热，睡不着觉，想用中药调理调理。”

她又说：“以前因为工作压力大，心情紧张不安，郁闷，爱生闷气，体检除乳腺结节外，还有甲状腺结节，肺结节多发，宫颈囊肿，肾结石，雌二醇水平特别高，到900（pmol/L）多。”

患者面色萎黄，抑郁状。

我问她：“还有哪不舒服呢？”

她说：“主要是一会儿一会儿地燥热，出汗，心烦，入睡困难，睡不着觉，易醒，不怕风，不怕凉，怕热，再就是大便黑绿，不成形。”

我查看了舌脉：舌苔薄白腻干，舌下络脉瘀滞，脉弦涩右甚。按了按肚子：腹力 3/5 级，上腹压痛，左少腹压痛。

这个病该如何辨证呢？

肿瘤经过手术、放疗和内分泌治疗后，是属于虚劳病的范畴。内分泌治疗，是人为因素造成冲任失调、阴阳失衡紊乱，它的副作用就包括燥热、面色潮红、多汗、失眠、抑郁、腹泻等，所以患者燥热、汗出、烦热不寐，应该是虚劳病太阳阳明合病的二加龙骨汤方证。二加龙骨汤也就是桂枝龙骨牡蛎汤加味。

《小品方》云："虚羸浮热汗出者，除桂，加附子、白薇各三分，故曰二加龙骨汤"。

胡希恕先生的经验是不去桂枝，加白薇 10g，附子 3g（与原书稍异）。其实在《小品方》一书中，桂枝加龙骨牡蛎汤是龙骨汤，其中药物剂量与《金匮要略》不同："龙骨、甘草（炙）各二分，牡蛎三分熬，桂心、芍药各四分，大枣四枚擘，生姜五分……虚羸浮热汗出者，除桂，加白薇三分，附子三分炮，故曰二加龙骨汤"。

患者经过手术、放疗、内分泌治疗，身体十分虚弱，她觉得燥热，是虚热，也就是二加龙骨汤主治的"浮热"，尽管有白薇清阳明热，仍嫌其力薄，所以我常依冯世纶老师的经验加知母清其浮热，根据病情，决定附子的剂量，热盛常改为附子 5g，若阴寒盛，热象不著，附子用 10g。

"浮热汗出"就是二加龙骨汤的主症。又考虑其抑郁，精神郁闷，喜生闷气，及因病而郁，结合腹诊上腹部压痛，合用了四逆散疏解少阳，又"左少腹压痛""舌下络脉瘀滞"以及肿瘤、结节多发，合用了化瘀的桂枝茯苓丸。予四逆散合桂枝茯苓丸合二加龙骨汤加知母。

处方：桂枝 12g，白芍 12g，茯苓 15g，制附子 5g，桃仁 10g，枳壳 10g，牡丹皮 10g，白薇 10g，柴胡 10g，生姜 10g，生龙骨 15g，知母 10g，大枣 10g，牡蛎 15g，炙甘草 5g，七剂颗粒，每日两次，每次一袋，温水冲服。

2022 年 3 月 16 日复诊，她说："服药后明显好转了，以前大便黑绿不成形，现在正常了。睡眠好了，容易入睡了，昨晚只醒了一次。心情也好了许多。"我看了她舌苔薄白腻，舌下络脉瘀滞，脉沉弱，腹诊同前。

守方十四剂颗粒，服法同前。

再介绍一个失眠的病例。

2018年1月19日下午，我的老同学从老家打来电话说，他的妻子（68岁）近一个月来失眠严重，并且头上汗出如洗，口干老想喝水，尿量少，心情烦躁不安，有些便秘，靠多吃木耳、水果维持。

用手机发来视频，看到她的舌质偏暗，苔白腻干。此前她曾在附近一个个体诊所看过，说是阴虚火旺，服了些药，稍有改善，近日又加重了。曾服安定片和佐匹克隆片等药，仍心烦睡不着觉。昨晚彻夜不眠，让我给她开个方子。

我想，头上汗出如洗，口干喜饮，尿黄少，心烦，首先想到了柴胡桂姜汤方证，然该患者并没有下寒证候，加之印象中她有些虚胖，考虑是外邪内饮、饮停化热的太阳太阴阳明合病的五苓散方证，《伤寒论》第73条："伤寒，汗出而渴者，五苓散主之。"汗出过多，伤了津液，加党参，亦为春泽汤"治无病而渴，与病瘥后渴者。"（清·汪昂《医方集解》）

又考虑心烦、彻夜不眠，符合《伤寒论》第76条："发汗，吐下后，虚烦不得眠"清解阳明的栀子豉汤方证。

于是开了处方：猪苓10g，茯苓15g，泽泻15g，党参15g，肉桂5g，生白术15g，焦栀子10g，淡豆豉10g，先开了一剂，当晚煎服，并嘱其停服西药。

次日下午，我的老同学又打来电话说："吃了你开的药，病像被手拿了，好多了，出汗少多了，也不心烦了，睡眠改善多了，今天中午也能睡着了，再抓那个方子吃吧。"

我说："就按那个方子继续抓着吃吧。"

以上病例可以看出，失眠的病因很多且复杂，不是仅教材上说的心脾两虚、阴虚火旺、胃中不和、心胆气虚、痰热内扰等那么简单的几种，还有很多原因都可引起不寐，真应了那句话"熟读王叔和，不如临证多"。

三十六、气管发炎并阳痿，勃起障碍很苦恼

【诊疗实录】

杨某，男，58岁。2022年2月25日，由他本地的亲戚陪同前来就诊。

他的亲戚是我三十年前的一个老同事，后来当了领导，她说："这是我的亲戚，专门从呼市慕名前来，你给他好好看一看。"

患者自诉："我得了气管炎四个多月了，咳嗽，痰黄绿、稠黏不利，嗓子堵，口干苦，大便不通畅，粘马桶，还想看阳痿、早泄病，以前有过高血压病，尿酸高，血脂高，还有萎缩性胃炎"。

我问他："你喝酒吗？抽烟吗？"

他说："我抽烟，喝酒比较多，隔三差五喝，我是个单位的头头、当官的，迎来送往，应酬多，经常喝酒。其实这次主要是来看阳痿的，以前可行了，现在一点也不行了，到可多地方看了，吃了不少补肾壮阳的药，就是没有效果，你给我号一号脉，看是阳虚还是阴虚呢？"

患者中年人，面红体壮，像个当官的，说话一点也不拘谨，一看就是酒场上豪爽之人。

我查看了舌、脉，舌苔白腻干，脉象弦滑。又按了按肚子，腹力4/5级，上腹痞硬。

这个病如何辨证？

首先，咳嗽，痰黄绿、稠黏不利，咽堵，结合腹诊，上腹痞硬，应该是痰气郁结的太阴病半夏厚朴汤方证。

其次，口干苦，大便黏腻不利，粘马桶，结合腹诊腹力4/5级，上腹痞硬，以及酒家，痰热蕴久，考虑为少阳阳明合病的大柴胡汤方证。

阳痿应该是由酒家湿热、痰热蕴郁日久，邪热内迫胸胁，结于心下，"血气

阻滞”（胡希恕），邪热外不得散，内不得去，阻碍气血流畅，宗筋失养所致。结合上腹痞硬，应该是少阳病的四逆散证。根据胡希恕先生的经验，本方重用白芍，加龙骨、牡蛎治阳痿甚验。

予大柴胡汤合半夏厚朴汤加鱼腥草、甘草、龙骨、牡蛎。

处方：柴胡15g，黄芩10g，半夏10g，枳实10g，白芍30g，大黄10g，炙甘草5g，厚朴10g，茯苓15g，生姜10g，苏叶10g，鱼腥草15g，生龙骨15g，生牡蛎15g，七剂颗粒，一日两次，温水冲服。

我开好药后，患者又问：“我每天还喝黄芪、枸杞等代茶饮，能不能同时喝药”。

我告诉他：“你吃这个中药，其他药都停了吧”。

2022年3月2日复诊，患者高兴地悄悄说：“我阳痿好了，症状都减轻了，还是咳嗽痰黄”。

我看了看舌、脉，舌苔仍白腻干，脉弦滑，腹诊除了上腹痞硬以外，心下压痛。心下压痛是小陷胸汤的腹象，守方加黄连10g，瓜蒌15g。七剂颗粒，服法同前。

【辨证解惑】

1. 关于四逆散

在《伤寒论》第318条“少阴病，四逆，其人或咳，或悸，或小便不利，或腹中痛，或泻利下重者，四逆散主之”。胡希恕先生认为，邪热内迫胸胁，心下痞塞，血气被阻，因致四逆，脉微细，形似少阴，故谓为“少阴病，四逆”，其实此为热厥而非寒厥，亦非真少阴病。

胡希恕先生认为“四逆散方证”形似大柴胡汤证，胸胁满，心下痞塞，不呕，而不宜下者，大都属于本方证；由于本条有“腹中痛，或泻利下重”的证治，则本方有用于肠炎或者痢疾之机会甚多。

胡希恕先生常用的四逆散加味和合方，首先，就是四逆散加龙骨牡蛎汤，即原四逆散药各取9～12g，更加龙骨、牡蛎各15g，治四逆散证而有龙骨牡蛎证者，增量芍药治阳痿甚验。

其次，四逆散、当归芍药散合方，治四逆散与当归芍药散的合并证，后世疏肝散之适应证，大都宜本方。慢性肝炎常见本方证，加大薏苡仁用量治慢性阑尾炎不宜下者，甚验。

四逆散、桂枝茯苓丸合方，治四逆散、桂枝茯苓丸的合并证，以及后世血府逐瘀汤之适应证，大都宜本方。心血管病不可下者，多宜本方，但胸痛剧者，更宜合用半夏瓜蒌薤白汤或桂枝枳实生姜汤。（《胡希恕病位类方解》）

大塚敬节认为四逆散的应用指征，“专以腹证为依据进行实际应用。要点为，作为大柴胡汤的变方，其腹证有胸胁苦满和腹直肌挛急，类似柴胡桂枝汤腹证，而又略向大柴胡汤证偏近”“其方意为甘草芍药二味合而缓和两胁，枳实推开胸中心下之意”。（《临床应用伤寒论解说》）

2. 关于桂枝加龙骨牡蛎汤证

《金匮要略·血痹虚劳病脉证并治》记载：“夫失精家，少腹弦急，阴头寒，目眩（一作目眶痛），发落，脉极虚芤迟，为清谷亡血失精。脉得诸芤、动、微、紧，男子失精，女子梦交。桂枝加龙骨牡蛎汤主之（《脉经》：桂枝后有“加”字）。”

胡希恕先生认为：“久病津虚，精气虚，大都呈现上实下虚的证候，后世谓之心肾不交之证。下虚则寒，故少腹弦急阴头寒；上实则热，故目眩发落。脉极虚芤迟，为清谷、亡血、失精等症之脉象，皆为虚损的证候。因此，在临床上脉芤动微紧，则可知男子患梦遗、失精，女子患梦交。”基于汗出、津伤、营卫不和，用桂枝汤调营卫和气血，加龙骨、牡蛎敛神定志而止胸腹动悸，认为该方证为太阳阳明合病证（《解读张仲景医学·经方六经类方证》）。

大塚敬节言：“据我个人的经验，对于阳痿、遗精者，桂枝加龙骨牡蛎汤比八味肾气丸获效更多。”并发现该方餐前服用易出现腹泻，可改为餐后服用。在临床运用观察中发现，该方也适用于女性带下不止和视力疲劳、脱发等。

3. 关于桂枝加龙骨牡蛎汤的腹证及类案

桂枝加龙骨牡蛎汤的腹象，腹力在2/5级，腹软，有腹部的悸动（脐上悸），有腹直肌挛急（下腹部，即少腹弦急）。（并木隆雄《腹诊的循证医学研究》）

在《伤寒派腹诊》一书中记载，桂枝加龙骨牡蛎汤证的腹候：脐下有动而弦急，脐上、水分、上中脘周围动气尤甚。

大塚敬节又发现了桂枝加龙骨牡蛎汤证腹象：脐下正中芯，即“脐下可触及格楞格楞感觉的条索状正中芯。正中芯，大塚敬节发现的腹诊体征为位于腹正中线的纵向笔芯样条索状物，出现在脐下提示肾虚，脐上提示脾虚。（《金匮要略研究》王宁元译者注）

桂枝加龙骨牡蛎汤在临床上治疗阳痿、遗精确实有效。

下面再介绍一个病例。

患者赵某，男，55岁，民营企业家。2017年1月25日从鄂尔多斯市的鄂托克旗前来就诊。

自诉：“我主要是想来看阳痿，十五年前，阳痿不严重，当时主要是早泄、遗精，没有性欲。由于工作太忙，压力太大，当时没有治疗。又过了五、六年后，干脆就不行了，起不来了，性功能没有了，也没有了性欲，也吃可多补肾的中药、蒙药，都没有效果，想找您给看一看”。

我问他：“你还有那不舒服？”

他说：“我掉头发，出汗，汗是黏的，手心出汗多，怕凉，腰困，大便稀不利，小便没劲，尿不利，以前检查说是前列腺肥大”。

我又问他：“你腰怕凉不？想喝水不？睡眠怎么样？”

他说：“腰怕凉，不想喝水，睡觉还凑合。”

我看了一下舌、脉，舌苔薄白边有齿痕，脉沉滑，又按了按肚子，腹力3/5级，脐上悸动，脐下小腹拘急压痛向下方放射。

这个病人，久病阳痿、早泄、遗精，应该是失精家的虚劳病，汗出、怕凉、脱发、大便稀、小便无力，结合小腹拘急即少腹拘急，脐上悸动的腹象，应该是太阳阳明合病的桂枝加龙骨牡蛎汤证。

其次，病人腰痛，腰部怕凉，小便不利，应该是太阴病的肾着汤方证。

六经辨证为太阳阳明太阴合病证，予桂枝加龙骨牡蛎汤合肾着汤。

处方：桂枝10g，白芍10g，煅牡蛎30g，煅龙骨30g，生姜10g，大枣10g，炙甘草5g，茯苓15g，干姜10g，苍术15g，十四剂，水煎服，一日两次，每次200mL，饭前温服。

病人过了两个多月（2017年4月25日）二诊，他说："自从服完上次您开的药，那个阶段好多了，阳痿、早泄好转，还有腰困痛、小便没劲、尿无力、身上出汗、怕凉等症状均有所减轻，因为工作忙，就停了两个多月的药，最近半月来，阳痿又犯了，还再按上次开的药继续吃吗？您再给看一下。"

我看了看，舌脉腹诊基本同前，守方加了杜仲15g以补肝肾治腰困，又开了十四剂中药，同上次一样水煎服。

2017年5月8日三诊，病人说："这次服药挺好的，腰不困了，阳痿、早泄好了，出汗也减轻了，我想吃上次的药巩固一下。"又守方开了二十二剂。

三十七、睾丸鞘膜积液病，阴囊肿痛尿不利

【诊疗实录】

患者武某，男，78岁。2016年10月11日在老伴的陪同下前来就诊。

他老伴说："他的小腹（指阴囊）肿大、疼痛七八天了，小便也不利，晚上尿的次数多，一晚上起来五到六次。今天早上做了B超，这是检查结果。得了'特发性血小板减少症'二十年了。"

我看了超声报告：双侧睾丸鞘膜积液（右侧范围约5.7cm×5.8cm×3.1cm，左侧范围约4.6cm×3.1cm×1.4cm）；左肾囊肿伴钙化；前列腺肿大钙化。

我问他："你还有哪难受了？口干苦吗？想喝水不？出汗不？腰怕凉不？身上怕冷吗？心烦不？"

他说："口干苦，唇干想喝水，后背部出汗多，心烦，腰怕凉，全身怕凉，吃饭、睡觉还行，尿不利，排尿得等一会儿才行，大便稍有些干。"

我查看了舌、脉，舌质淡红，苔白腻干，舌下静脉瘀曲，右脉弦滑，左脉沉弦滑弱，按了按肚子，腹力3/5级，脐上悸，脐中、脐左旁按痛。

这个病该如何辨证呢？

患者"背汗出，心烦，口干苦，怕冷、腰凉"，上热下寒的病机蕴于其中，辨证属厥阴病；"背汗出"可认为是柴胡桂姜汤上热熏蒸之"但头汗出"的延伸，脐上悸动又是其腹象，方证、腹证均指向柴胡桂姜汤。

腰凉、尿频、睾丸鞘膜积液均是下焦寒湿作祟，属太阴病，为肾着汤方证。

脐中、旁按痛分别是当归芍药散、桂枝茯苓丸腹象。

加地龙替代蜘蛛，合桂枝取蜘蛛散方意，原治疝气，活用于此治疗水疝；加滑石和蒲黄意取蒲灰散化瘀通淋；加葫芦巴祛寒湿、治寒疝。

辨六经属厥阴太阴合病夹瘀，予以柴胡桂姜汤合当归芍药散、桂枝茯苓丸、

肾着汤加味。

处方：柴胡15g，桂枝10g，干姜10g，当归10g，川芎10g，桃仁10g，茯苓15g，苍术15g，炙甘草5g，白芍10g，牡丹皮10g，牡蛎30g，黄芩10g，蒲黄炭10g，滑石10g，天花粉15g，泽泻15g，葫芦巴10g，地龙10g，七剂，水煎服，日两次。

两个月后偶然碰到他老伴，问及药后情况，得知服上方药七剂病愈。又说过了一个月，病复发了，又吃的上次开的药，病又好了。

我说："好了，就不用吃药了。"

【辨证解惑】

1. 关于睾丸鞘膜积液病

这个病的主要临床表现是睾丸肿大疼痛，多见于一侧，相当于中医的"癞疝""水疝"病，多因寒湿引起水湿下注诱发本病。

这种病多见于老年人，尤其是农村的老年人更多见。过去认为该病是阴寒水湿、寒凝血滞的痼疾，治疗多用茴香橘核丸、大分清饮等治疝的方剂，着眼于局部，而对寒热错杂的患者疗效欠佳。

本案辨六经为上热下寒的厥阴病合血虚湿盛的太阴病夹有瘀血，用柴胡桂枝干姜汤合当归芍药散、桂枝茯苓丸加对症治疗的蜘蛛散和蒲灰散而获效。

关于柴胡桂姜汤的方证及腹诊的解读，详见"肠癌术后肺转移，化疗呕吐真要命"篇；当归芍药散的方证及腹诊见"高血压病眼出血，视物模糊又潮热"篇；桂枝茯苓丸方证及腹诊详见"脑出血病兼肺炎，并发下肢静脉栓"篇。

2. 关于蜘蛛散

《金匮要略·趺蹶手指臂肿转筋阴狐疝蛔虫病脉证治》："阴狐疝气者，偏有小大，时时上下，蜘蛛散主之。"依此用治现代医学的腹疝及鞘膜积液有效。方中的蜘蛛擅织网而治脏器漏下，取类比象，甚有趣也。然蜘蛛药房常不备，以地龙代之使用，亦能奏效。

治疝时，我常在辨证用方的基础上加入桂枝地龙，收效比较满意。

3. 另附水疝案

患儿，赵某，男，13岁。于2017年12月6日在他母亲的陪同下前来就诊。

他母亲说："这个孩子在今年4月1日得了睾丸鞘膜积液做了手术，做完手术快半年了，现在左侧睾丸仍肿胀坠大。今天来找你给他看一看。"

我问他："你还怎么难受呢？"

同时我摸脉，发现手凉。

我说："手凉了？"。

他说："手凉、脚也凉。"

我又问他："口干苦吗？想喝水吗？心烦吗？小便少不少。吃饭怎么样？"

他说："口干苦，能喝水，尿不多，心烦，不想吃饭"。

这时他妈妈说："这个孩子厌食。"

我一摸手心也热，看来是食积于中。

我看了看舌、脉，舌苔薄白腻，右脉弦，左弦滑。按了按肚子，腹力3/5级，腹部拘急，脐中、脐旁有压痛。

因为有上面的经验，小孩口干苦、喜饮，尿少，不想吃饭，手足凉，结合腹诊脐中、脐旁压痛，考虑还是厥阴、太阴合病，应该是柴胡桂枝干姜汤合当归芍药散方证。

予柴胡桂枝干姜汤合当归芍药散加地龙治疝，焦三仙消食。

处方：柴胡15g，桂枝10g，干姜10g，当归10g，川芎10g，白芍10g，泽泻10g，茯苓10g，苍术10g，天花粉15g，黄芩10g，炙甘草5g，牡蛎15g，焦三仙各10g，地龙10g。七剂，颗粒，一次一袋，一日两次，温水冲服。

2017年11月14日复诊，他母亲说："他的病好了，睾丸肿疼下坠好了，吃饭也好了，小便利了，嘴也不干苦了，还用不用吃药了？"

我说："好了，就不用吃药了。"

三十八、舌下囊肿更年期，舌痛潮热头汗出（附染发剂过敏案）

【诊疗实录】

2018年8月23日，在武汉女儿家探亲的56岁的杨女士，通过微信，发来舌头的照片。

她说："田大夫，我最近舌头痛的，舌下肿起了个小包，去医院看了，说是舌下腺囊肿，让做手术治疗。"问我能不能吃中药治疗。

我说："可以试试看"。

我通过视频问她："还有哪些症状？"

她说："主要是身上热起来出汗，头上出汗多，怕风，心烦，胃怕凉，不想吃饭，口干想喝水，晚上有时心慌，腿、脚怕凉，大便时干时稀，小便量少。"

我让她爱人按了按她的肚子。

我问她："你的肚子是鼓的还是凹下去的？"

她说："软的，凹陷下去的。"

又问她："心窝下按上硬满不？按上痛不痛？"

她说："不硬满，不痛。"

我问她："按肚脐中间时或肚脐周围按上痛不痛？"

她说："按肚脐这儿按上疼了。"

她爱人说："肚脐上血管跳得厉害。"

我问她："眼睛干涩？眼睛雾不？"

她回答："眼睛干涩，眼睑发红，眼睛雾，眼屎多"。

我又问她："早上起来手麻胀不？"

她说："手胀了"。

我又问她："腰、腿、脚怕凉吗？"

她回答说："腿凉，膝盖凉，脚凉"。

我又问她："小便少？小便利不利？"

她说："小便又少、又黄。"

这个病人是熟人，身体比较瘦弱，我看她发来的舌头照片，舌偏红，苔薄，舌下络脉瘀滞，舌下系带右侧有一个囊肿（见图）。

这个病如何辨证呢？

首先，病人比较消瘦，头汗出，口干喜饮，尿少，舌痛，舌下囊肿，舌偏红，心烦，下肢凉，结合腹诊，腹软，腹凹陷，脐上悸，应该是上热下寒的厥阴病，符合柴胡桂枝干姜汤方证。

其次，病人眼干涩，眼糊，眼睛红，晨起手胀，结合腹诊脐中压痛，应该是血虚有水湿之太阴病的当归芍药散方证。

考虑眼红，眼屎多，舌红，舌头痛，心烦，口干喜饮，上热证候明显，加黄连、石膏清上热；恐苦寒伤中，加党参护胃。

六经辨证为厥阴太阴合病，予柴胡桂枝干姜汤合当归芍药散加黄连石膏。

处方：柴胡 15g，黄芩 10g，姜半夏 10g，石膏 30g，党参 10g，桂枝 10g，干姜 10g，牡蛎 15g，天花粉 15g，当归 10g，白芍 10g，川芎 10g，泽泻 15g，苍术 15g，茯苓 15g，黄连 5g，炙甘草 5g，七剂水煎服。

2018 年 8 月 31 日，患者打来电话说："舌下囊肿没有了，头上出汗减轻了，睡觉好了，吃饭也比以前能吃了，还用不用吃药了？"

我告诉她："好了，就不用吃药了"。

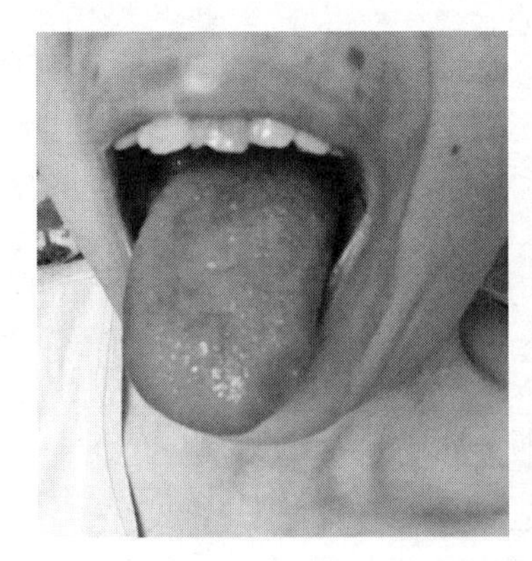
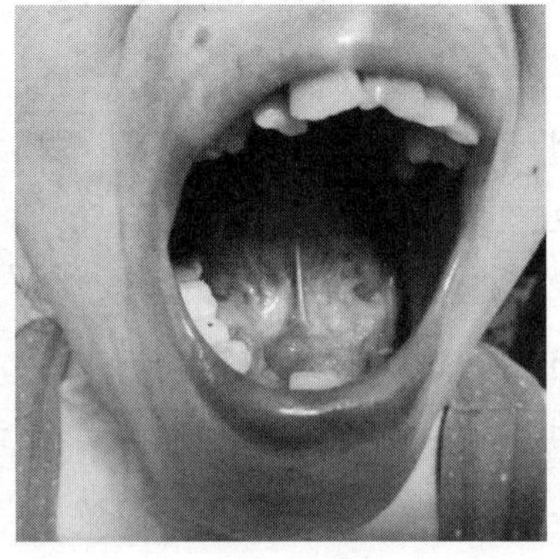

（治疗前）

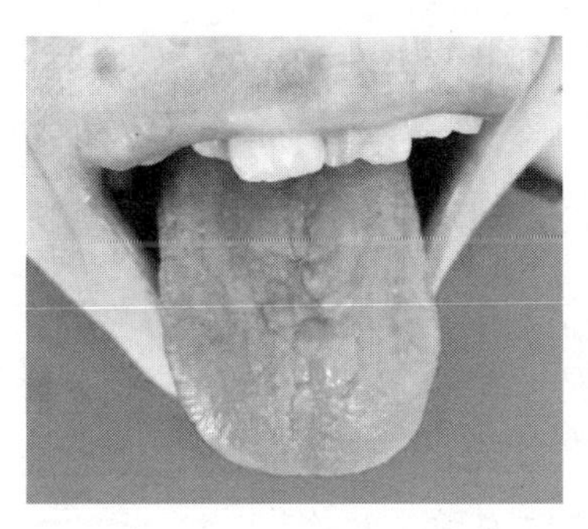
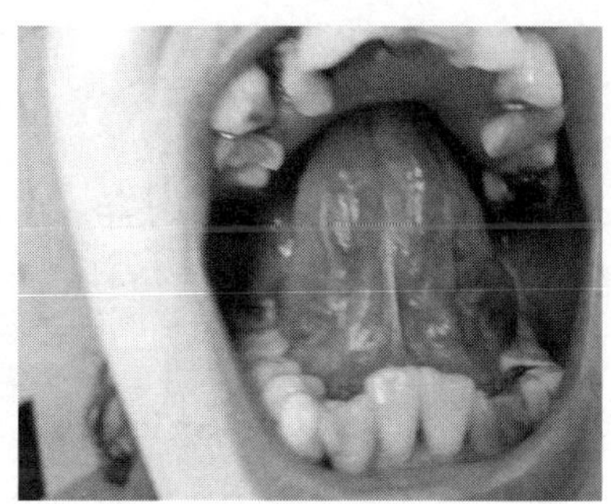

（治疗后）

【辨证解惑】

1. 舌下腺囊肿概述

舌下腺囊肿是一种唾液腺黏液囊肿，多因腺体或导管损伤破裂，黏液溢入组织内形成，少数是舌下腺导管远端阻塞，近段分泌液潴留形成。

此病不能自愈，目前，多种方法可用于治疗舌下腺囊肿，可分为手术治疗和非手术治疗两大类。

尽管舌下腺囊肿摘除术是一种可靠的手术方法，但仍有一些并发症，如囊肿复发、舌神经和下颌下腺导管损伤等。

依据患者的自身情况可以采取非手术治疗，包括药物腔内注射治疗、硬化治疗、激光治疗等。

尽管西医的手术和非手术疗法可治此患，但存在出现并发症与复发的可能性。

中医对此有形之物产生的认识，参考相关疾病，考虑与痰浊、瘀血、火毒、寒凝相关，治疗在整体辨证的基础上，给予化浊、祛瘀、清热、解凝，往往也能收到良效。

2. 关于柴胡桂枝干姜汤

柴胡桂枝干姜汤方证、腹诊内容，在“肠癌术后肺转移，化疗呕吐真要命”篇已有详解，此不赘述。

3. 关于当归芍药散

当归芍药散的方证、腹诊内容，在“高血压病眼出血，视物模糊又潮热”篇已有详解，此不赘述。

4. 另附“染发剂过敏”案

患者徐某，女，66岁，2018年12月25日前来就诊。

患者自述：“一周前因染头发引起眼皮红肿，眼睛红，流泪，两个耳朵后起丘疹、色红、痒，流黄水，双手背也有红色的丘疹，瘙痒厉害”。

我问她：“除了这些还有哪难受了？”

她说：“再就是，身上一阵一阵烘热出汗，头上出汗，上半身出汗多，口干苦，想喝水，小便量少，其他好像都正常”。

我查看了舌、脉，舌苔白腻而干，脉沉滑弱。按了按肚子，腹力3/5级，心下按痛，脐上悸动，脐中、脐左旁压痛。

这个病该如何辨证呢？

首先，考虑患者烘热阵作，头汗出，口干苦喜饮，小便量少，结合腹诊，心下压痛，脐上悸，应该是厥阴病的柴胡桂枝干姜汤方证。

其次，眼皮肿，喜流泪，结合腹诊，脐中、脐左旁压痛，应该是血虚有水湿的太阴病当归芍药散方证。

另外，考虑到是因染发剂引起的皮肤过敏，表现为眼睑肿，皮肤丘疹色红、流黄水、痒甚，是风湿热的表现。头面肿痒加祛风胜湿的杏仁、苏叶、防风，加蝉衣、薏苡仁起到祛风湿止痒之功。

六经辨证为厥阴太阴合病夹风湿热邪，予柴胡桂枝干姜汤合当归芍药散加杏仁、苏叶、防风、蝉衣、薏苡仁。

处方：柴胡15g，黄芩10g，桂枝10g，干姜10g，炙甘草5g，天花粉15g，牡蛎15g，当归10g，川芎10g，白芍12g，泽泻30g，茯苓15g，苍术15g，杏仁10g，苏叶10g，防风10g，蝉蜕10g，薏苡仁15g。十剂，颗粒，开水冲服，一日两次，每次一袋。

2019年1月23日二诊：患者自述诸症减轻，眼皮肿减轻，耳后丘疹痒减轻了，近日牙痛，守方加石膏30g，十剂，颗粒，服法同前。

2019年2月21日三诊：患者自述诸症好转，眼肿消，眼睛不红了，耳后丘疹消退了、不痒了、也不疼了，牙也不痛了，唯有手背仍有瘙痒，痒甚挠抓则流黄水，手痒甚则小便不利，口不干苦了，舌苔白腻而干，脉沉滑。按上腹痞满，脐中压痛。

六经辨证为少阳太阴合病，予大柴胡汤合五苓散、当归芍药散，加防风、蝉衣、地肤子、薏苡仁。（大便不干，去了大黄）

处方：柴胡15g，黄芩10g，姜半夏10g，白芍12g，枳壳10g，猪苓10g，泽泻30g，茯苓15g，苍术15g，桂枝10g，当归10g，川芎10g，防风10g，蝉衣10g，地肤子15g，薏苡仁15g，十剂，颗粒，服法同前。

2019年3月3日四诊：自诉病好了，小便正常了，手背瘙痒好了，问用不用继续吃药了。

我说："好了就不用吃药了"。

三十九、代谢紊乱痛风病，足趾肿痛不能行（附过敏性皮炎案）

【诊疗实录】

病人张某，女，77岁，五原人。2018年11月29日由她的儿子搀扶进入诊室。

患者面红，体型偏胖，因左足红肿疼痛三天就诊。现左足背、左足第一跖趾关节周围红肿热痛，大便干，舌苔薄白腻，右脉沉滑，左脉沉弱。腹诊：腹力4/5级，右少腹压痛甚，小腹按之充实硬满。

既往有高血压病史30余年；糖尿病史4年；冠心病，心脏支架术后3年；痛风病史。

一月前，患者体检时查出心动过缓，脂肪肝，胆囊炎，双侧颈总动脉内中膜增厚伴有斑块形成，尿酸731μmol/L，肌酐130.91μmol/L，尿素氮11.9mmol/L。尿常规示：尿潜血（++），尿白细胞（++），总胆红素、间接胆红素偏高。

她儿子补充说道："我妈多年来，就爱吃保健品。"

这个病人如何辨证呢？

患者左足大趾红肿疼痛，局部发热，为湿热瘀阻的湿热痹症，结合痛风病史及尿酸高，应该是痛风病。腹力4/5级，小腹充实硬满，右少腹压痛甚，结合大便干，为阳明病湿热瘀阻，符合大黄牡丹汤的腹象。

予大黄牡丹汤合四妙丸。

处方：大黄10g，牡丹皮10g，桃仁10g，冬瓜仁15g，芒硝10g，薏苡仁30g，苍术15g，黄柏10g，牛膝10g，七剂，颗粒，一日两次，每次一袋，饭前服。

12月7日复诊：患者自行到诊室，自述服药后二便畅，左足红肿热痛消失，行走无碍，每天早晨又能去公园晨练了，为了巩固疗效，守方七剂。

【辨证解惑】

1. 关于对痛风病的认识

痛风病多见湿热瘀阻证。西医诊断的痛风病，多为代谢紊乱，血尿酸水平升高，导致尿酸结晶沉积在关节内引发的一种疾病，或因肥胖、体内尿酸增加，或有家族史等原因造成。

中医也有“痛风”病名，以湿热痹为多见，朱丹溪治疗痛风的效方“上中下痛风方”，临床上治疗痛风确实有效，古人也认识痛风是“壮年人性躁，兼嗜厚味，患痛风挛缩”（《张氏医通》）。同现代医学的“痛风”认识一致，但中医的“痛风”，不是单指现代医学的“痛风”，也指其他由湿热引起的痹病。

2. 关于大黄牡丹汤方证腹诊及类案

在前面“内耳眩晕脑缺血，头昏便秘太苦恼”案中已有详述，此不赘述。

大黄牡丹汤虽为治疗肠痈的常用方，但也不单是治疗肠痈的方子，该方对于胰腺病、盆腔炎、肾结石、痔疮等实热瘀阻的阳明病，都有很好的治疗效果。

下面顺便介绍一个治疗过敏性皮炎的病例。

患者姓王，女，31岁。巴彦淖尔市乌拉特后旗的牧民，她是我家属的一个远房亲戚。

几年前，患者曾因染发剂过敏引发红斑性狼疮，病情基本得到控制。

近一周前，她吃海鲜后过敏，在腰部、小腹部、臀部、大腿后部多发云团状紫红色斑疹，伴瘙痒，于2018年8月23日来家中看病。

观患者面赤，体型稍偏胖壮实，口干苦，口中有异味，大便偏干，小便黄，舌苔薄白，脉沉滑。腹诊：腹力4/5级，上腹部痞硬压痛，右少腹充实压痛。

辨六经为少阳阳明里实热夹风邪，予大柴胡汤、大黄牡丹汤合升降散加减。

处方：酒大黄10g，蝉衣10g，僵蚕10g，柴胡15g，石膏30g，枳实10g，黄芩10g，姜半夏10g，牡丹皮10g，薏苡仁15g，赤芍10g，冬瓜子10g，连翘

15g，五剂，水煎服，日一剂，一日两次。

五天后她打来电话说："吃药前的全身皮肤多处都是紫红紫红的斑疹，还肿着了。吃了五天药后斑疹颜色不怎么红了，慢慢变平了，感觉不肿了，也不痒了，逐渐在消退。"

我闻及效可，嘱其继续守方治疗，又开了七剂。

3. 关于四妙丸、升降散

二妙丸的功效是清热燥湿，用于湿热下注的带下、阴囊潮湿；加上牛膝为三妙丸，功效是燥湿清热，用于湿热下注引起的痹病，症见足膝红肿热痛，下肢沉重，小便黄少，偏重于膝盖以下的疾病，比如腿、膝盖和脚的红肿热痛。四妙丸由三妙丸加薏苡仁而成，加薏苡仁止痛，功效是清利湿热止痛，用于湿热下注所致的痹病，症见足膝红肿，筋骨疼痛，四妙丸还能散结排脓，痛风急性发作时，用于止痛就效果非常好。

本例患者左足背、足大趾根部红肿疼痛、触之觉热，就是典型的湿热痹病，所以合用四妙丸清利湿热止痛，十分对证。

升降散出自于杨栗山《伤寒温疫条辨》，原书谓"温病亦杂气中之一也，表里三焦大热，其证不可名状者，此方主之。"原书该方主治甚多，其中有治疗"如遍身红肿，发块如瘤者；如斑疹杂出，有似丹毒风疮者"等，并云"但服此散，无不辄效也"。

该附案中，患者吃海鲜后在腰部、臀部、小腹部多发云团状紫红色斑疹，同文中所述"有似丹毒风疮者"一致，所以合用了升降散。未用姜黄，恐其"能伤元气，用者审之"(《雷公炮制药性解》)。

升降散效果确实神奇，我曾用于治疗带状疱疹、急性丘疹样荨麻疹等皮肤病，效果很好。

四十、痹病风湿关节炎，关节肿痛行动难（附类风湿关节炎案）

【诊疗实录】

李某，女，24岁，市某三甲医院护士，在她同学帮忙约好号后，于2017年10月23日前来就诊。

患者拄着拐杖，蹒跚地走进诊室，缓缓地弃杖入座，观其面色萎黄，形体较消瘦。

她主动介绍了病情："近一个来月，我全身大多数关节肿疼，而且僵硬，左手无名指关节、手腕关节僵硬肿疼，左膝关节、双踝关节、双足趾小关节肿痛厉害，按上更痛。关节屈伸不利，全身怕冷，手足凉，不出汗，吃饭睡觉、大小便正常。这是我们医院的检查和化验结果，说是风湿性关节炎。"

她把以前在他们医院做的核磁检查、化验单拿给我看。核磁报告（2017年10月2日）示：左髌上囊及关节腔积液，左髌骨远端及胫骨近端骨质水肿，左膝前交叉韧带损伤水肿，化验（2017年10月2日）示：抗Sm抗体（±+–），抗RNP抗体（±），CRP（+），ESR↑，ASO↑，RF（–），李凡他试验（+）（关节腔积液）。我查看了舌脉：舌质淡，边有齿痕，苔薄白，脉沉弦滑。按了按肚子，腹力3/5级，脐中、脐周压痛，小腹凉。

这个病如何辨证呢？

首先，其全身多处关节肿痛且僵硬，无汗怕凉，以及腹诊见脐中压痛，考虑是太阳病的葛根汤方证，关节僵硬可视为"强几几"在局部的表现。手足凉，怕冷，结合腹诊小腹凉，应该是"其人内有久寒者"的太阳太阴合病的当归四逆加吴茱萸生姜汤方证。

考虑到患者手足凉，无汗怕凉，以及核磁检查"关节腔积液""骨质水肿"，说明有阴寒内盛，水湿内停，水湿内停与“四肢沉重疼痛”的少阴太阴合病的真武汤证方证相对应。

考虑关节肿痛厉害加薏苡仁消肿止痛，且能开痹通瘀（《药雅》）。

综上，六经辨证为太阳太阴少阴合病，予葛根汤合真武汤合当归四逆加吴茱萸生姜汤。

处方：麻黄10g，桂枝10g，葛根15g，白芍15g，苍术15g，薏苡仁30g，生姜10g，大枣10g，炙甘草5g，当归10g，吴茱萸10g，细辛3g，通草5g，茯苓15g，制附子10g（先煎），七剂，水煎服，一日两次，每次200mL，温服。

2017年10月31日二诊，她说：“我服药后全身关节疼痛明显减轻了，手足不凉了，两足踝关节、左手无名指关节疼痛缓解特别明显，效果挺好的，就是有些口干。”

舌苔由薄白变为白厚腻，结合口干是阳明内热证，故在上方基础上去掉偏于燥热的吴茱萸、细辛，加知母既清热又消肿，另加防风意取桂枝芍药知母汤方义，主治少阴太阴阳明合病的“诸支节疼痛”。

处方：麻黄10g，桂枝15g，葛根30g，苍术15g，薏苡仁30g，白芍30g，生姜10g，大枣10g，炙甘草5g，茯苓30g，防风10g，知母10g，制附子10g（先煎），七剂，水煎服，每一日两次，每次200mL，温服。

2017年11月14日三诊，服药后，关节肿痛更为减轻，肿胀基本消退了，舌苔变薄白，脉仍弦滑。效不更方，守方七剂，续服以固疗效。

【辨证解惑】

1. 关于葛根汤合真武汤合方方证

葛根汤合真武汤合方，是在后世经方发展的过程中，不断创新中发现的治疗太阳少阴太阴合病夹水饮的合方。该合方适用的病证很多，这在《伤寒派腹诊》有该合方治疗“半身不遂”“有腹底寒冷且项背强急，有痰喘”的腹证描述。胡希恕先生用葛根汤治疗项背强急，故腰肌劳损疼痛用之亦验，即脊髓炎或脊髓痨等，于此方加苓、术、附，亦往往有奇效。（段治钧《胡希恕经方精义笔录》）

该合方在前面的有关篇章中已有介绍，而治疗痹证方面，胡希恕先生也有用桂枝加苓术附汤的经验介绍，其方证与此案不谋而合。而且在并木隆雄的《腹诊的循证医学研究》中也有葛根汤加苍术附子的腹证。可见，该合方约定成俗，是治疗既有寒邪在表，又有阴寒水饮在内的痹证常用效方。

该病例手指关节、手腕关节及膝关节强急、僵硬、肿痛，可理解为是局部“强几几”之状，如大塚敬节所言，“或将葛根汤用于腰痛，均属于项背拘急的具体应用。”(《临床应用伤寒论解说》)。小腹凉是使用附子的腹诊指征，所以选用该合方而获效。

2. 关于当归四逆加吴茱萸生姜汤

《伤寒论》第351条：“手足厥寒，脉细欲绝者，当归四逆汤主之。”和第352条：“若其人内有久寒者，宜当归四逆加吴茱萸生姜汤主之。”“手足厥寒”是由于血虚肢体虚寒引发，“内有久寒”，大塚敬节解释为“腹内从以前就存在久寒即寒饮。”(《临床应用伤寒论解说》)

该病例手足凉，关节疼痛，结合腹诊的小腹凉，可以理解为太阳太阴合病的当归四逆加吴茱萸生姜汤方证，小腹凉考虑为“内有久寒”，再如治疗宫寒的温经汤中，就有针对妇人少腹寒的吴茱萸、生姜，且用量较大。

3. 类案

再介绍一个类风湿关节炎的病例。

胡某，女，68岁，于2019年3月27日在她女儿的搀扶下前来就诊。患者面色萎黄，体偏瘦弱，行走困难，双手指关节肿大变形。

她女儿说：“我母亲得了类风湿关节炎二十多年了，在宁夏附院确诊的，在很多地方的大小医院、个体诊所都看过，没有明显的效果，最近这三个多月，手指关节、膝关节疼痛厉害了，两个手指关节都疼肿变形了，每天早晨手僵痛得厉害，伸不展，也弯不回来，两个膝盖也是疼得不行，走路也有困难，想找你给看一看了。”

我问她：“除手指头和膝盖疼痛，还有哪难受了？”

她说：“头昏，心烦，一烦时身上燥热，烘地出一身汗，上半身出汗多，眼睛也热热的，嘴干嘴苦，也想喝水，手心热，脚是凉的，不想吃饭，小便黄的，尿有些不利，睡觉也不好。”

我又问她：“怕凉怕风不？”

她说：“又怕凉，又怕风，浑身软的还没劲。”

我查看了舌脉：舌质偏淡，苔薄白干，脉弦滑。按了按肚子，腹力 2/5 级，腹凹陷，有些拘急，心下以及脐上、脐中、脐下悸动。

这个病如何辨证呢？

首先，患者“口干苦，想喝水，心烦，纳差，烘热，头汗出，眼睛觉热，足凉，小便不利，结合腹诊腹力 2/5 级，心下、脐上悸”，应该是上热下寒的厥阴病之柴胡桂姜汤方证。

又考虑其口干苦，纳差，怕凉怕风，关节肿痛，心烦，为“微恶寒，支节烦疼”，即有太阳少阳合病的柴胡桂枝汤方证。

其次，汗出，怕风，手指关节僵痛（“强几几”的表现），应该是太阳病的桂枝加葛根汤方证。结合腹诊“心下、脐上、中、下悸动”是桂枝加桂汤腹象，需加大桂枝用量。考虑其不寐心烦加龙牡以镇惊安神。

综上，六经辨证为太阳少阳厥阴合病，予柴桂姜汤合桂枝加龙牡汤加葛根。

处方：桂枝 20g，白芍 15g，干姜 10g，柴胡 15g，黄芩 10g，半夏 10g，党参 15g，葛根 30g，天花粉 15g，生龙骨 30g，生牡蛎 30g，炙甘草 10g，生姜 10g，大枣 10g，七剂，配方颗粒，一日两次，每次一袋，温水冲服。

2019 年 4 月 4 日二诊：患者独自前来就诊，高兴地说：“吃完药好多了，眼睛不热了，嘴干嘴苦好多了，有精神了，睡觉好了，手指关节疼，膝盖疼都有减轻，就是大便干。”守方重用白芍 30g 以通便，因白芍通便之功，故有“小大黄”之称，开了七剂颗粒，服法同前。

2019 年 4 月 12 日三诊：患者高兴地说：“好多了，症状都减轻了，大便干也缓解了，手关节膝关节疼都比以前减轻了，接着吃以前的药就行。”守方十四剂颗粒，服法同前。

四十一、关节退变布病史，膝痛头痛诸多症（附膝关节滑膜炎案）

【诊疗实录】

2021年6月30日，一个姓蒙的62岁住院老太太，在她女儿的搀扶下前来会诊。

老人来自牧区，面色微黄，比较消瘦，行走困难，在我院康复科住院治疗。

她女儿手里拿着会诊单递给我看，患者入院诊断是：①双侧膝关节骨性关节病；②双膝关节滑膜炎；③头痛、头晕待查。双膝关节超声提示：双膝关节骨赘形成，滑膜炎，内侧关节间隙变窄。半月板膨隆，内侧副韧带深层肿胀，双膝髁间软骨病变，右膝髌下深囊弧形强回声，游离体待排，双膝髌上囊积液伴滑膜增生，双膝内侧关节隐窝积液，伴滑膜增生。

患者既往有布氏杆菌病史，吸烟三十多年，每天二十支左右。

“我母亲两个膝关节疼痛十多年了，近半年来腿疼，伸展活动不利，行走困难。头疼的老毛病也加重了半个多月，就来住院了。现在主要是头疼，主要是头后面疼，脖子也疼，背也疼，腰也疼，膝盖疼，浑身疼。”她女儿说，“我妈平时还爱感冒，饿了或者劳累后头昏就加重，血压偏低，头上和脖子上爱出汗，出了汗又怕凉，全身怕冷，背怕凉明显。”

“她经常口干苦，想喝水，脚怕凉，小腿爱抽筋，有时胃胀，胃难受就往上顶，感觉上下不通气，胃怕凉，受凉或吃凉东西，胃就疼，拉肚子。”她女儿补充说，“我妈有时候还说胡话，胡说一气。”

我查看了舌脉，舌苔薄润滑，右脉浮弦紧，左脉浮弦，我按了按肚子，腹力3/5级，心下按痛，小腹凉。

这个病该如何辨证呢？

首先，患者汗出怕凉，项、背、腰、膝、周身关节均疼，应该属太阳病之桂枝汤类方证；又结合口苦，有少阳病证，可考虑小柴胡汤类方证；据《伤寒论》第146条："伤寒六七日，发热微恶寒，支节烦疼，微呕，心下支结，外证未去者，柴胡桂枝汤主之。"

该患者周身关节疼痛，就是"支节烦疼"，患者胃难受，往上顶，感觉上下不通气，就是"心下支结"，吃凉的或者受凉就胃痛，依照《金匮要略·腹满寒疝宿食病脉证治》："《外台》柴胡桂枝汤方：'治心腹卒中痛者。'"该患者吃凉或受凉之后就胃痛。正合太阳少阳合病的柴胡桂枝汤方证。

此患者有时"胡说一气，说胡话"就是唐本《伤寒论·太阳病用柴胡汤法》"发汗多，亡阳谵语者，不可下，与柴胡桂枝汤，和其荣卫，以通津液后，自愈"所提到的谵语。

其次，患者汗出怕冷，关节屈伸不利，小腿易抽筋，符合《伤寒论》第20条："太阳病，发汗，遂漏不止，其人恶风，小便难，四肢微急，难以屈伸者"的桂枝加附子汤方证。

《神农本草经》记载附子可以治疗"拘挛，膝痛，不能行走"。

因病人下半身凉，符合《金匮要略·五脏风寒积聚病脉证并治》第16条"肾着之病，其人身体重，腰中冷，如坐水中……腰以下冷痛"的甘姜苓术汤方证。

桂枝加附子汤合甘姜苓术汤，与胡希恕先生治疗寒湿痹痛的经验，桂枝汤合真武汤即桂枝加苓术附汤一拍即合。

另外，考虑到患者胃胀，胃难受上顶，感觉上下不通，胃怕凉，口干苦，结合腹诊"腹力3/5级，心下压痛"，符合上热下寒的厥阴病之半夏泻心汤方证。

由于头痛、项背痛，加了治疗"项背强几几"的葛根以解肌止痛，葛根又能生津止渴以解口干，故方中未加石膏解热止渴。

综上，六经辨证为太阳少阳厥阴太阴合病，符合柴胡桂枝汤合半夏泻心汤、真武汤加葛根方证。

处方：葛根30g，柴胡15g，干姜10g，黄芩10g，黄连5g，半夏10g，桂枝15g，白芍15g，苍术15g，茯苓15g，制附子10g，大枣10g，党参15g，炙甘草5g，七剂，水煎服，一日两次，饭前服用。

2021年7月7日二诊：患者面带笑容，十分惊喜地说："没想到我五十年的头痛病给治好了，胃也好了，不难受了，浑身不疼了，膝盖关节疼痛轻多了，腿也不抽筋了。"

我又查看了舌脉，舌苔薄白腻润，脉弦滑，又按了按肚子，心下压痛，但较上次减轻了，效不更方，守方七剂，煎服法同前。

2021年7月12日三诊：病人诸症悉减，胃不难受了，膝关节稍有些疼，心下仍稍有压疼，但较上次又减轻了许多。明日准备出院，守方七剂，调理巩固。

【辨证解惑】

1. 关于布鲁氏菌病

布鲁氏菌病是由布鲁氏菌所引起的动物源性传染病，牧区高发，反复高热伴大汗淋漓是本病突出的症状，呈波状热，但也有少数的患者仅表现为低热。发热可以是部分患者的唯一症状，而某些患者可能还伴有游走性关节痛、睾丸肿痛、肝脾淋巴结肿大、头痛、皮疹等症状。

该患者来自牧区，曾有过布菌病史，患者头痛年久，周身关节疼痛，汗多怕冷，考虑有布病后遗症的可能，也可能在原有的布菌病基础上发生和加重了双膝关节骨质性关节病、滑膜炎。

2. 关于柴胡桂枝汤

胡希恕先生认为，柴胡桂枝汤是小柴胡、桂枝汤的各半汤，故治二方证合并者，即小柴胡汤证与桂枝汤证同时并见者。当太阳病转属少阳柴胡汤证，外证未去即桂枝汤证未罢者，则予柴胡桂枝汤。

假设表证未去，当然也有用柴胡、麻黄的合方机会，依据经验，以柴胡与葛根汤合用的机会为多。外感重证往往于发病之初即常见柴胡葛根汤方证，可见太少并病或合病均有用以上合方的机会。无论柴胡桂枝汤或柴胡葛根汤，若口干舌燥者，均可加石膏。

柴胡桂枝汤有"支节烦痛"之证，本方可用于治疗急性风湿性关节炎或用于感冒后关节痛（《解读张仲景医学·经方六经类方证》）。

日本汉方学家大塚敬节的四大常用方，就有柴胡桂枝汤，余是大柴胡汤、半夏泻心汤和肾气丸。

柴胡桂姜汤的应用范围，除感冒及其他发热性疾病外，还可用于胃肠炎、胃溃疡、腹膜炎、肝炎、胆囊炎、胆石症、胰腺炎、胃下垂、阑尾炎、溃疡性结肠炎、遗尿病、神经症、血道症等（《临床应用伤寒论解说》）。

3. 膝关节滑膜炎类案

刁某，女，57岁，于2015年12月17日，在她爱人的搀扶下前来就诊。她爱人说："她右膝关节外伤后关节肿痛四个月了，不能屈伸，一活动就疼痛加重。走不了路，靠人扶着走，关节肿得厉害，肿的地方摸着皮肤发烫，一碰就疼得更厉害了，变天加重，站的时间长了，右小腿有肿胀下坠感。"

她补充说道："我做了X片检查，说是膝关节骨性关节炎，关节腔有积液，滑膜炎，一直吃药治疗，加针灸理疗，没有效果，疼得更厉害了，想找您看一看。"

我问她："还有什么难受的症状呢？腰怕凉不？小便少不少？出汗不？怕风不？"

她说："头上爱出汗，怕风，小便通畅，腰怕凉不明显。哦，我以前得过腰椎间盘突出。"

我查看了舌脉，舌苔白腻，脉弦滑，按肚子腹力3/5级，上腹、脐左旁、右少腹压痛。

这个病该如何辨方证呢？

首先，右膝关节肿痛厉害，痛而不能屈伸，且一碰就疼得更厉害，考虑是"风湿相搏，骨节疼烦，掣痛不能屈伸，近之则痛剧"的甘草附子汤方证，是风湿在表的少阴病。

其次，考虑患者关节肿痛，局部发热，午后加剧，应该属《金匮要略·痉湿暍病脉证治》第21条："病者一身尽疼，发热，日晡所剧者"的太阳阳明合病的麻杏苡甘汤方证。

大塚敬节在《金匮要略研究》一书中介绍了麻杏苡甘汤的加减方，即《明医指掌》中的薏苡仁汤，它常用于治疗类风湿关节炎，为麻杏苡甘汤去杏仁，加当归、桂枝、芍药、白术，是一个颇具妙意的药方。

由于患者汗出恶风，站立久了，下肢有肿胀下坠感，应该是太阳太阴合病的“身重、汗出恶风”，身腰以下肿重者的防己黄芪汤方证。

综观，六经辨证为太阳阳明太阴少阴合病，宜甘草附子汤合麻杏苡甘汤、防己黄芪汤加减，加泽泻利湿消肿，加牛膝补肝肾、强筋骨，引药下行。

处方：制附子 10g，生薏苡仁 30g，麻黄 10g，炙甘草 10g，苍术 10g，桂枝 15g，牛膝 10g，黄芪 15g，防己 10g，泽泻 15g，白芍 15g，七剂，颗粒冲服，日两次。

另外用验方白芥子 100g 研末，加适量蜂蜜，陈醋调成糊状，外敷于患处，等红肿痛甚后停敷。白芥子辛温，能温散寒湿，主治痰湿流注、痰滞经络，可内服、外用。外敷关节处，出现红肿热痛，是中病后阳化寒湿之象，阴寒转阳之候。故中病即止，如已出现阳热之象的红肿热痛，则须停敷，继续温敷，易热盛肉腐。

2015 年 12 月 24 日二诊：患者自述服药及外敷药后，右膝关节肿痛明显缓解，能够做下蹲动作。外用药敷一天，膝部红肿痛甚，停外敷药后膝痛缓解。

考虑外伤引起，腹诊仍脐左旁、右少腹按痛，应该是桂枝茯苓丸的腹象。守方加茯苓 15g，牡丹皮 10g，桃仁 10g，炙甘草减至 5g，四剂，颗粒冲服。

2015 年 12 月 28 日三诊：右膝关节仍有肿痛，但较前减轻，舌苔薄白，脉弦滑。考虑病程日久，加大黄芪剂量。守 12 月 17 日方增黄芪为 30g，十四剂颗粒。

2016 年 1 月 11 日四诊：右膝关节肿消痛减。夜间偶痛，屈伸自如。有些气短，腰痛，入睡困难。

守方去麻黄（麻黄常能引起失眠），加当归养血止痛，黄精 10g，补气益肾，加干姜 10g 配成肾着汤，温化寒湿，治腰膝痛，加浮小麦 30g，大枣 15g 意取甘麦大枣汤以治津血虚，脏腑失养，安神助眠，七剂颗粒。

2016 年 1 月 18 日五诊：右膝关节不痛了，睡眠好，守方十四剂，调理巩固。

四十二、卵巢囊肿不孕症，五年未孕真愁人

【诊疗实录】

患者李某，女，32岁，2018年4月21日在其母亲的陪同下前来就诊。

她母亲说："她去年做了子宫肌瘤、卵巢囊肿手术，前几天复查B超，又发现了卵巢囊肿，都手术了今年又长起来了，您给吃中药看一看，能不能不让长了。"

她说着把一张2017年4月19日天津某医院的诊断证明给了我，上面写着："印象：左卵巢子宫内膜异位囊肿、右卵巢黄体血肿、子宫内膜异位（Ⅳ期）、子宫多发性平滑肌瘤、肠粘连、女性盆腔粘连。处理意见：于2017年4月6日行分段诊刮+宫颈活检术，于2017年4月10日在全麻下行开腹下子宫肌瘤剔除术+双卵巢囊肿剥除术+盆腔粘连分解术+肠粘连分解术+腹腔引流术。建休一月。"

我问她："你现在主要怎么不舒服？"

她说："主要是怕冷，手脚凉，手心热，小肚子凉，月经基本正常，吃饭、睡觉、大小便都正常。"

我查看了舌脉，舌苔薄白腻，脉沉滑。按了按她的肚子，腹软，腹力3/5级，左少腹压痛，小腹触之发凉。

这个病例比较简单，手足凉，小腹凉，手心热，结合腹诊"小腹凉"应该是上热下寒的厥阴病，符合温经汤方证。

另外，其"左少腹压痛"的腹证，结合子宫肌瘤、卵巢囊肿的病史，提示有瘀血，符合桂枝茯苓丸方证。

处方：吴茱萸10g，桂枝10g，川芎10g，当归10g，白芍15g，牡丹皮10g，干姜10g，半夏15g，麦冬15g，党参15g，炙甘草6g，茯苓15g，桃仁

10g，旱莲草 10g（代阿胶），七剂，水煎服，日两次，饭前温服。

2018 年 4 月 28 日二诊：患者自诉“手脚凉，小肚子凉，怕冷好转了。这几天早晨起来，嘴干苦，复查了 B 超，说是卵巢囊肿比上次 B 超检查缩小了”。守方加柴胡 15g，黄芩 10g，以清少阳郁热，十四剂，煎服法同前。

2018 年 5 月 12 日三诊：患者自述晨起口干苦好了。

再次腹诊检查：脐下、小腹压痛，小腹凉。考虑为太阴病血虚夹湿的当归芍药散方证，守方去柴胡、黄芩，加泽泻 10g，白术 15g，十四剂，煎服法同前。

2018 年 6 月 16 日四诊：病症没有明显变化，守方七剂，煎服法同前。

2018 年 6 月 23 日五诊：月经过后两天，经后当以养血为主，故上方去破瘀之桃仁，七剂，煎服法同前。

2018 年 7 月 1 日六诊：今日复查B超示卵巢囊肿一个消失，一个 2.4cm×1.9cm 大小，盆腔少量积液。守 6 月 16 日方，十四剂，煎服法同前。

2018 年 7 月 21 日七诊：患者自诉月经将尽。守方去桃仁，十四剂，煎服法同前。

2018 年 8 月 15 日八诊：月经周期的中间，守方加桃仁，十四剂，煎服法同前。

2018 年 8 月 25 日九诊：病情没有变化，唯小腹觉凉，守方加干姜 15g，七剂，煎服法同前。

2018 年 9 月 1 日十诊：症状同前。腹诊：腹力 3/5 级，腹软，脐下、小腹压痛，右少腹压痛，小腹触之发凉。再次复查 B 超示右侧卵巢囊肿大小为 1.3cm×1cm（较前减小）。

依据腹诊，脐下、小腹压痛，为太阴病的当归芍药散腹证，右少腹压痛，腹濡软，考虑为太阴阳明合病证的薏苡附子败酱散腹证，考虑病久瘀血内阻，加化瘀的桂枝茯苓丸和三棱、莪术破血消癥。

处方：当归 10g，川芎 10g，白芍 12g，泽泻 15g，茯苓 15g，白术 15g，桂枝 10g，桃仁 10g，牡丹皮 10g，制附子 6g，生薏苡仁 30g，败酱草 15g，三棱 10g，莪术 6g，十四剂，煎服法同前。

2018 年 9 月 15 日十一诊：自述经期第三天，经量多。腹诊：脐下压痛。改为当归芍药散：当归 10g，川芎 10g，白芍 10g，泽泻 15g，茯苓 15g，白术

15g，十四剂，煎服法同前。

2018年9月29日十二诊：月经周期的中间，守9月1日方，七剂，煎服法同前。

2018年10月6日十三诊：自觉小腹仍凉，守方加小茴香6g，干姜15g，七剂，煎服法同前。

2018年10月13日十四诊：月经过后两日，今日复查B超：子宫双侧附件区正常。现自觉经后腰困。

经后腰困乃肝肾不足，予傅青主的调肝汤善后，傅氏认为“经后之症，以此方调理最佳”(《傅山男女科全集》)。

处方：山药15g，山萸肉10g，当归10g，阿胶10g，白芍10g，巴戟天10g，炙甘草5g，十四剂，煎服法同前。

四个月后的一天（2019年3月2日）患者再次前来就诊，说：“停药四个月了，哪也不难受了，就是怀不上孕，其实我最初主要来看不孕的，结果一检查发现了卵巢囊肿，就顾着看卵巢囊肿了，我以为卵巢囊肿好了，就能怀上了，等了四个月，还是没怀上，您再给我看看吧！”

患者婚后五年未孕（夫妻同居，丈夫精液化验正常，未采取避孕措施），而卵巢囊肿，去年服药后已愈。

她说：“现在仍然怕凉，手脚凉，手心热，小肚子凉，月经行经四天，月经量正常，颜色偏淡，有些腰困，吃饭睡觉，大小便正常。”

我查看了舌脉，舌苔薄白腻，舌下静脉瘀曲，脉弦滑，按了按她的肚子，腹软，腹力3/5级，小腹凉。

我看了她近日的化验，性腺六项检查：孕酮6.2nmol/L，雌二醇26pmol/L，FSH 13.25U/L。

考虑到症状同去年一样，怕凉、手足凉、小腹凉，还是上热下寒的厥阴病，符合温经汤方证，又考虑到腰困，月经色淡，加仙茅、菟丝子，补肾壮腰。

处方：吴茱萸10g，桂枝10g，川芎10g，当归10g，白芍15g，牡丹皮10g，干姜10g，半夏15g，麦冬15g，党参15g，阿胶10g，炙甘草6g，仙茅10g，菟丝子10g，七剂，配方颗粒，一日两次，开水冲后，饭前温服。

2019年3月9日二诊：自述服药后小腹仍凉，头皮屑多。再次腹诊：腹力3/5级，脐中、下压痛，考虑当归芍药散的腹象，守方加泽泻15g，焦白术10g，茯苓10g，七剂，配方颗粒，服法同前。

2019年3月16日三诊：自述服药后小腹仍凉，守方加小茴香6g，以温下焦寒，七剂，配方颗粒，服法同前。

2019年3月23日四诊：自述服药后仍腰困、小腹凉，守方加肉苁蓉10g，以补精养肾，七剂，配方颗粒，服法同前。

2019年5月4日五诊：自诉月经未至，化验血HCG（+）。患者大喜，遂停药。

一周后，母女二人喜笑颜开，给我送来了锦旗。

【辨证解惑】

温经汤方证论述

《金匮要略·妇人杂病脉证并治》：“问曰：妇人年五十所，病下利，数十日不止，暮即发热，少腹里急，腹满，手掌烦热，唇口干燥，何也。师曰：此病属带下。何以故？曾经半产，瘀血在少腹不去。何以知之？其证唇口干燥，故知之。当以温经汤主之。”

在方后附“亦主妇人少腹寒，久不受胎；兼取崩中去血，或月水来过多，及至期不来。”

这个方证的病机是什么呢？可以把该条文视为一个气血虚弱、血瘀内阻，兼有虚热崩漏的病例，六经辨证是上热下寒的厥阴病。

这个条文告诉我们，病人五十岁，漏下日久，说明病久气血虚弱，由于半产，瘀血停留少腹不去，少腹有积血，“欲行而未得遽行，欲止而不能竟止”遂成漏下。（下利数十日不止）

表现出的症状是：“暮即发热，少腹里急，腹满，手掌烦热，唇口干燥”。

“暮即发热”，一说是“血结在阴，阳气当暮不得入阴，而反浮于外也”（清·尤在泾）；一说是由于“漏血”，这样更促使阴血的耗损，阴虚不能藏阳，因而傍晚发热，手心烦热（《金匮教学参考资料》）。

手足烦热亦有瘀血内阻、新血不生、津液不布的因素，据此病机，大塚敬节将“手掌烦热”作为该方证的主症，他认为“用温经汤最重要的指征是手掌灼热感，经常可以见到诉足心发热而不得眠的患者，而手心热的较少，此时当问有无口唇干燥，结合口唇干燥，因而引伸该方的适用范围，根据手掌烦热的主症治疗手部湿疹，手掌角皮症，手掌部皮肤干燥粗糙，有热感，严重时甚至蔓延至手背”。

少腹里急即少腹拘急，是肾虚，此处指：“冲任脉虚”（陈修园），少腹里急同肾气丸、四逆汤的少腹拘急一样，都属虚寒在下焦的阴寒虚证。腹满为积血不行阻碍气机，“有干血亦令腹满”（陈修园）。

原文中“瘀血在少腹不去。何以知之？其证唇口干燥，故知之。”在《伤寒派腹诊》一书中就有“凡瘀血之患……或平素唇口干燥者”。陈修园《金匮要略浅注》认为“唇口干燥”是瘀血之征，其机为“瘀血不去，则新血不生，津液不布”，方后附“亦主妇人少腹寒，久不受胎”。

少腹寒是由瘀血内阻，阳气受郁不能温通所致，对于方义的解释：方名温经汤是针对气血虚而有瘀血，“血气虚者喜温而恶寒，寒则凝涩不流，温则消而去之”（陈修园《金匮要略浅注》）。

“吴茱萸、桂枝、牡丹皮，入血散寒而行其瘀，芎、归、芍药、麦冬、阿胶以生新血，人参、甘草、姜夏以正脾气，盖瘀久者荣必衰，下多者脾必伤也”（陈修园《金匮要略浅注》）。

如果依六经辨证，由于患者表现出寒热夹杂上热（唇口干燥，手心烦热，暮即发热），下寒（少腹寒，少腹里急，腹满），应该是厥阴病。

该方常用于治疗带下崩中、月经不调、久不受孕等症，还可以治疗痤疮、湿疹、不寐等症。我习惯于抓该方的主症为：口唇干燥，手心热，小腹凉或下肢足凉。

该患者“怕冷，手足凉，手心热，小肚子凉”，结合B超检查，子宫肌瘤、卵巢囊肿，应为癥病，考虑为气血虚弱“瘀血不去”的厥阴病之温经汤方证，况且原文温经汤方证明确指出“亦主妇人少腹寒，久不受胎”，方证对应，药后怀孕。

在并木隆雄《腹诊的循证医学研究》一书中记载温经汤的腹证是：“腹软，腹力（1/5 ～ 2/5 级），一般有下腹部腹满感觉，脐下有轻的压痛，部分有下腹部发凉。”

四十三、妊娠子嗽又便秘，咳嗽剧烈大便难

【诊疗实录】

我同事的妹妹，40岁，于2019年10月21日就诊。

自述怀孕近十个月，近一个月来咳嗽剧烈、呛咳阵作，咽痒干咳，咽喉似有物堵，咯之不出，咽之不下，痰少不利，偶有白痰，平素便秘，大便三日一行，舌正苔薄白，脉弦滑数左甚。

已服其他专家中药数次，没有效果，今特来求诊。

这应该是妊娠咳嗽的子嗽病，辨证虽与常人相同，但应兼顾安胎，不可有伤胎气。

该患者怀孕近十个月，一直便秘，后又咳嗽病加重，说明肠胃燥热，与肺气不降，治节失调有关。肺与大肠相表里，大肠蕴热日久，熏蒸于肺，肺气上逆，致使肺气不降，大肠气滞，形成恶性循环，咳嗽剧烈，便秘难解。

“咳嗽剧烈，呛咳阵作，咽痒干咳，痰少不利”，应是“大逆上气，咽喉不利”之太阴阳明合病的麦门冬汤证。

除以上症状外，“咽喉似有物堵，偶有白痰”，应该是“妇人咽中如有炙脔”太阴病之痰气互结于咽喉的半夏厚朴汤方证。

处方：姜半夏10g，厚朴10g，茯苓15g，苏叶10g，生姜10g，麦冬15g，党参15g，炙甘草5g，三剂颗粒，水冲服。

三日后（10月24日）复诊，患者欣喜告曰：“我吃了三天的药，不仅不咳嗽了，最愁人的便秘也好了，现在是每天一次。”

她补充说道：“其实，我主要是来看便秘的，怀孕后一直便秘，到处看，没有效果。近一个月咳嗽厉害了，顾不上看便秘了，抓紧看咳嗽了，没想到吃了您的药，不仅咳嗽好了，那么难治的便秘，竟然治好了，太感谢您了！”

【辨证解惑】

1. 关于妊娠咳嗽和妊娠便秘及类案

妊娠咳嗽日久成为“子嗽”，是妊娠期间常见的并发症，常见风寒犯肺的杏苏散证，阴虚肺燥的百合固金汤证，痰湿阻肺的六君子汤证。从临床上来说，此病治疗非常棘手，虽然有常规的辨证之法，然鲜有疗效，不得不说确实是疑难病证。

妊娠便秘也是如此，一般来说，便秘病机治则：胃肠燥热则清热润肠通便；血虚津伤则养血润肠通便；胃肠气滞则理气导滞通便。但通便理气润肠，都可能有伤胎气，影响胎元，治疗亦须十分谨慎。

20世纪60年代，我的老师耿洪文先生，讲课时提到妇人“产前一团火，产后一盆冰”，意思是产前多有胎热为患，所以肠胃燥热居多，虽有“有故无殒，亦无殒”之说，还是应慎用过于苦寒、峻下、破气之品，以防伤了胎元。

在《金匮教学参考资料》一书记载有“浙江金华沈介业中医师用当归贝母苦参丸治疗孕妇习惯性便秘有良好效果”。然而，在临床应用偶尔有效，且停药后又发作如前。

再举一个妊娠便秘的案例。

患者高某，女，31岁，本院护士，于2019年10月23日，由一个十分谦虚好学的本院医生带过来就诊。

患者怀孕十周，腹胀、午后加重，伴有恶心，上逆感二十余天，食欲不振，食后嗳气，口干喜饮，咽堵，痰不利，怕热，寐差，大便二三日一行，便秘，舌苔白腻，脉弦滑。腹诊：腹力3/5级，上腹部振水音，腹部柔软。

六经辨证为太阴病夹胎热上逆证，予外台茯苓饮合半夏厚朴汤加减。

处方：姜半夏10g，厚朴10g，茯苓15g，苏叶10g，生姜10g，黄芩10g，生白术15g，党参15g，陈皮15g，枳壳10g，三剂颗粒，一日两次，水冲服。

第二天（10月24日）昨日带她前来就诊的那位医生发来短信说：“田老师，这个患者首诊是我接诊的，吃了四剂中药没有效果，我就让她找您看看，结果把您开的中药，吃了一剂，她就见效了，症状没有了，同样是半夏厚朴汤加减，效果差别很大。”

《金匮要略》记载：“外台茯苓饮，治心胸中有停痰宿水，自吐出水后，心胸间虚，气满不能食，消痰气，令能食。”

日本的汉方医学家并木隆雄的《腹诊的循证医学研究》中，关于外台茯苓饮合半夏厚朴汤的腹诊：“腹力软，中等度（2/5 ～ 3/5 级）大多数有振水音，和心下痞硬。”

本案患者“腹胀，午后加重，伴上逆感二十余天，食欲不振，食后嗳气，恶心，便秘”，以及腹诊“腹软，振水音”，与太阴病脾虚停饮的外台茯苓饮方证相符。而“咽堵，痰不利，苔白腻，脉弦滑”与太阴病痰气互结咽部的半夏厚朴汤方证对应。

针对产前胎热，患者口干喜饮，怕热，寐差，加黄芩；配白术以安胎。当时考虑枳壳、厚朴，行气动胎气，想到傅青主的保产无忧散也有枳壳、厚朴，且谓“上方保胎……临产热服，催生如神。”方中半夏虽有妊娠禁忌之嫌，但有党参护胃扶正。且《金匮要略》有“妊娠呕吐不止，干姜人参半夏丸主之”。

2. 关于麦门冬汤和半夏厚朴汤

《金匮要略》“大逆上气，咽喉不利，止逆下气，麦门冬汤主之”。一般认为该方是治疗“干咳为痉挛性有上逆的感觉”（《儿科病中药疗法》）。

“大逆上气，咽喉不利”是该方证的主症，妊娠后由于“胎元壅郁，热气上扰”，应了“产前一团火”之说，胎热上逆熏肺，肺热津伤，痰栓黏堵气道，形成“大逆上气，咽喉不利”之剧烈咳嗽，呛咳阵作。

方中人参味甘，补气，助力排痰；半夏，降逆化痰；麦冬，滋阴化痰，以利痰栓排出。所以，该方针对病机十分对证，且麦冬亦可润肠以通便。

半夏厚朴汤也是出自《金匮要略》，原文“妇人咽中如有炙脔，半夏厚朴汤主之”。胡希恕先生认为本方证“以咽中不利和胸腹满闷为主要表现”，并善于用本方治疗咳嗽。

该患者怀孕十月，胎气上迫，自然会胸腹满闷，加重咽喉不利，痰白黏难出，咳之不出，咽之不下，同麦门冬汤合方使用，可以加强效果，且厚朴有宽肠通便之功，所以该合方，不仅治好了咳嗽，同时还能宣上通下、提壶揭盖，使顽固的妊娠便秘获效。

四十四、七旬老人胆石病，中药排石免手术

【诊疗实录】

2013 年 11 月 2 日，周一早晨，我刚上班。

一位中年妇女急匆匆地跑到诊室说："田大夫，我妈肚子疼得厉害，您说吃了药要是肚子疼得厉害，得赶紧手术，现在去找谁呢？"

我让她赶快去市医院找肝胆外科的苑主任手术，她转身就走。

因为我记得我曾经告诉过这个胆结石病人，腹痛得厉害就赶快去医院做手术。

我查了一下门诊登记本，想起更多细节。

这是一个月前（2013 年 10 月 11 日）来诊的一位姓赵的老太太，72 岁。

患者面色萎黄，身体消瘦，口干苦，睡眠不好，大便 3 ～ 4 日一行，小便黄，舌质淡红，苔白腻而干，脉沉弦。腹诊：腹力 3/5 级，上腹痞硬按痛。B 超（2013 年 8 月 29 日）提示：胆囊壁厚 0.3cm，毛糙，胆囊颈部可见多个强光斑沉积于后壁形成长约 2.6cm 长的强光斑，后伴声影，B 超诊断：胆囊结石。

因为石头较大，我担心中药治疗有风险，又有手术指征，就让她去外科手术治疗。

患者年龄偏大，既往有高血压、糖尿病、冠心病。外科医生建议还是保守治疗，就输了几天消炎药，未做手术。

我考虑到病人口干苦，大便干，上腹痞硬压痛，当属少阳阳明合病的里实热证，符合大柴胡汤方证，开了大柴胡汤加味。

患者面黄消瘦，按腹并不实，腹力仅 3/5 级，故加党参扶其正气，使大柴胡汤祛邪而不伤正；体弱不寐加酸枣仁安神助眠；体弱口干加天花粉，取学于小柴胡汤加瓜蒌根及瓜蒌桂枝汤，其天花粉生津补虚；鸡内金、金钱草已经成

为胆结石常规用药，化石排石；神曲、麦芽消食而加速胃肠代谢以助排石；加滑石、甘草、栀子取自陈修园治石淋病方五淋散加六一散方义，既能治石淋之石，亦可治胆石之石。

处方：柴胡 10g，枳实 10g，鸡内金 10g，金钱草 30g，焦栀子 10g，大黄 10g，黄芩 10g，姜半夏 10g，白芍 10g，神曲 10g，炒麦芽 30g，天花粉 10g，滑石 10g，甘草 3g，炒枣仁 15g，党参 15g，三剂，水煎服。

我当时考虑结石比较大，担心患者年老体弱排不出去，一旦发生嵌顿就麻烦了，也特地嘱咐患者吃药后，若肚子疼得厉害，就得赶紧手术。

患者一听我这么说，心里也没底了，对中药排石顾虑重重，取药后迟迟未服。

于前天（2013 年 10 月 31 日）开始服药，昨天药后上腹憋胀疼痛剧烈，连续大便四次，症状仍不缓解，故此一早她女儿前来咨询。

今日（2013 年 11 月 2 日）上午十一点多。

她女儿又来了，说："田大夫，我妈去市医院做了个 B 超，说没有胆结石，是不是以前搞错了？"

我看了患者手中 B 超报告：胆囊未见明显异常。

石头没了？

我让学生领她女儿去我们医院 B 超室，找到了电脑上 2013 年 8 月 29 日的 B 超图像。同时，才知道当时准确的结石是 2.6cm × 0.9cm。

看来石头排出去了。

我告诉她说："服药后肚子疼得厉害，就是人体排石的过程。"

仅两剂中药，石头就排出去了，真是神奇！

【辨证解惑】

1. 胆囊结石常规治疗

胆囊结石在外科常采用手术治疗，当结石直径 ≥ 2 ～ 3cm，为手术指征。目前的手术方式有开腹胆囊切除及腹腔镜胆囊切除，后者创伤小、恢复快、疼痛轻。

结石 2.6cm×0.9cm，显然符合手术指征的，但因其年龄较大、基础病多，姑且保守治疗，这给了中医彰显风采的机会。

2. 关于大柴胡汤腹诊及类案

大柴胡汤方证及其腹诊在“脑出血后兼肺炎，并发下肢静脉栓”的（金某案），已经阐述，此不赘述。此方亦可治胆结石。

大柴胡汤加味治疗胆结石，我经过三十多年的临床应用，发现该方在大多数患者的改善症状和排石方面确实有效。如果发生胆绞痛，腹痛甚，需加大枳实、白芍用量，为各 30g。

有一次，鄂尔多斯市某医院的一名护士，陪她爱人来我家看病，她说：“前几年，我患胆结石，1.8cm 大，服了您开的五剂大柴胡汤加味方。药后腹泻了五天，复查 B 超，胆结石没有了。”

我又想起 1995 年秋，乌拉特前旗西小召镇北圪堵村的一位农村老年妇女，因剧烈腹痛来我院住院，查出是肝内胆管结石 1.1cm 大小，三枚，服了九天大柴胡汤加味。

一天半夜，腹痛欲大便，大便没有粪便，却排出一枚玻璃球大小的石头。

她儿子第二天来门诊给我送来了打碎的石头。

至今，我还在小玻璃瓶中保存。

需要说明的是，胆结石的治疗虽然用大柴胡汤加味方大多有效。但在临床上，仍需辨证施治，不可固守一方。

例如，患者王某，男性，81 岁，2019 年 9 月 30 日前来就诊，患者近两个月来不想吃饭，食后脘胀，胃难受，腹泻，消瘦乏力，口干，尿少不利，有时小便失禁，在银川宁夏附院诊断为胆结石、胆囊炎、厌食症。

舌质偏红，舌苔薄白腻干，脉象弦滑，腹诊：腹力 3/5 级，腹软，心下痞鞕压痛。

当日查 B 超示：脂肪肝，肝囊肿，胆囊结石（0.6cm），胆囊附壁结晶，胆囊炎，胆囊内等回声团（1.2cm×1.1cm）胆泥，前列腺肥大。

这应该是一个脾胃虚停饮夹有食滞的太阴病外台茯苓饮方证。

处方：党参 15g，陈皮 30g，枳壳 10g，苍术 15g，天花粉 15g，焦神曲 10g，焦麦芽 30g，茯苓 15g，姜半夏 10g，焦白术 15g，十四剂颗粒，一日两次，每次一袋，冲服，饭前服。

2019 年 10 月 14 日复诊，患者精神好多了，诸症减轻，想吃饭了，还有些食后腹胀，纳呆，舌苔薄白腻，脉沉弦滑。

守方续服，又开了十四剂，调理巩固。

3. 关于外台茯苓饮方证及腹诊及类案

关于外台茯苓饮的方证见“心梗肺炎又心衰，气短水肿病情危”（贾某案）。

这里介绍一下外台茯苓饮的腹诊部分。

《腹诊的循证医学研究》一书中记载“腹力 2/5 级，腹软，有振水音，上腹部膨满感，心下痞硬，腹部动悸。”

据王宁元老师讲腹诊，心下痞硬或压痛是应用人参的指征。

外台茯苓饮的腹象，除腹力中等度以外，有时有心下痞硬或上腹痞满，或振水音，或脐上动悸。还要结合临床表现，其主症是饭后、午后或夜间，上腹胀满或纳呆感或饮水后脘胀加重。

同一种腹象，可能出现在多个方证中，需要结合临床症状进行分析辨别。

再介绍一个胆绞痛的病例。

那是 2018 年 6 月 6 日下午将近六时许，患者王某，女，31 岁，数日前开过大柴胡汤加味治疗胆结石。

她的母亲突然给我打电话说：“我闺女现在肚疼得厉害，还吐了，她正坐公交车往回赶了，她们厂离市区 30 多公里，估计一个小时才能回来，你看怎么办呀？我让我闺女跟你说吧！”

我突然想起，前几天有一位面色萎黄，比较消瘦的青年女子，舌较淡苔薄白腻。

我听说她还呕吐，问她：“你想喝水吗？”

她说：“口干，挺能喝水。”

我又问：“小便利不利？”

她说：“小便不利，现在主要是肚疼得厉害，拧着疼，还老是想吐，喝了水就吐了。”

我一听就想到可能是水逆证的太阳太阴阳明合病的五苓散方证，拧的痛，加芍药甘草，解痉止痛。

于是我给她的母亲打电话说："你去你们家附近的某某医院（私人医院），先抓一剂药，吃了看能不能止住疼，你现在去抓上药，赶紧熬上。等你闺女回来差不多能喝上了。我现在把药方发给那个医院的高大夫，让他给办，你去找他吧。如果止不住疼，就去医院急诊吧；如果止住疼，明天早上去医院找我，不要吃饭、喝水，做个 B 超检查吧。"

我把处方（猪苓 10g，茯苓 15g，泽泻 30g，桂枝 10g，白术 10g，白芍 15g 炙甘草 5g，生姜三片，大枣三枚，一剂）给高大夫发过去，并告诉快点给抓好，患者的母亲去取药。

次日早晨，她娘俩去了医院，她说："谢谢您，昨天一回去就喝上药了，喝完不大一会儿，肚子就不疼了，也不吐了，现在哪也不难受了。"

我开了 B 超报告：肝胆正常。

我告诉她："B 超报告胆囊内没有胆结石，她现在哪儿也不难受，就停药观察吧！"

四十五、三十五年银屑病，松皮样变治疗难

【诊疗实录】

2019年1月21日，一位年轻女士领着母亲在诊室外等了半上午，终于轮到她们看病了。

这位母亲个头不高，体型偏胖，59岁。她自述："我得这个病已经三十五年了，到处在看，中药、西药都用了，吃的、抹的也都用了，就是好不了，最近五个月又加重了，我都没信心看了！"

"后来，我听人说，您这儿看得好，闺女就把我带来了。"

闺女补充说："我妈得这个病真是遭罪死了，每次见她时不时地在抓挠皮肤，晚上更是，睡起后满床都是皮屑，不夸张地说，每次都能扫半簸箕白皮皮，到处是抓痕，常常挠破流血。看到她那么难受，我都觉得自己身上痒疼，心里难受的。今天我专门带来，您给好好看看！"

我查看了病人方便暴露的皮肤，全身的皮损大概占70%，呈松树皮样改变，肥厚粗糙、干燥裂口、色暗灰白，留有抓痕、血痂。皮损主要分布在胸腹背、颈部、上下肢。

并询问得知其口干苦，喜饮，大便长期干结。观其舌苔白厚腻干，舌下脉络瘀滞，摸右脉沉弱、左脉沉滑弱。

腹诊：腹力4/5级，上腹按之痞硬痛，左、右少腹按之痞硬痛，且左少腹按痛引上腹。

面对如此经久不愈的顽固病证，该从何下手？如何辨证处方呢？

患者经多方治疗，一定尝试过多角度的辨证方药了。我想，常规思路的血热、血燥、血虚辨证，前医应该用过，我就不走老路了。

自从我接触了经方与腹诊，发现这二者的结合就是黄金搭档，依据腹诊用

经方，准确率明显提高。

首先，腹力4/5级，上腹按之痞硬痛，此为典型的大柴胡汤腹象，口干苦，大便结，亦为少阳阳明合病之大柴胡汤方证；其次，左少腹按之痞硬痛，且痛引向上，此为桃核承气汤的典型腹象，舌下脉络瘀滞是为瘀血佐证；再者，其病证为大面积的银屑病，肌肤覆满鳞屑，正对薏苡附子败酱散“其身甲错，手触之粗糙”的证候。

综上，该案病机总属三阳合病夹瘀热。

三种腹象，对应三个方证，合而用之，予大柴胡汤合桃核承气汤、薏苡附子败酱散，口干加石膏。

处方：柴胡15g，黄芩10g，白芍15g，枳实10g，大黄20g，半夏10g，桂枝10g，桃仁10g，炙甘草10g，芒硝10g，制附子6g，薏苡仁30g，败酱草15g，石膏30g，七剂，水煎服，日两次。

2019年1月28日二诊，患者讲：“我吃了一剂药后，除了大便稀，还觉得皮肤像针扎样的痒疼，我有点担心害怕，就给您打电话了。您说这是好现象，让我继续服药，再吃就没那种针扎样的疼了，反而挺舒服的，皮肤开始有好转了。”

病人服药一剂，就打电话说有反应了。听到这个消息，我很高兴，因为曾经经历过这样的情况，心里知道这是方药对证，药到病位，作用于病邪，正邪相争的一种反应，其实就是瞑眩反应，但这种反应一般不会持续太久，过后病情会明显好转的，正如黎明前的黑暗，彩虹前的风雨。

果不出所料，继续服药后，开始的不适感消失了，皮肤开始好转。再次腹诊，腹象同前，守方十四剂，水煎服。

2019年2月14日三诊，患者皮癣明显变薄，舌苔也较前变薄，大便稀，精神好，不乏力。腹证同前，守方十四剂，煎服法同前。

2019年2月28日四诊，患者皮损更减，以腹部、手臂皮损减轻最为明显。腹证同前，守方二十八剂。

2019年3月28日五诊，病人皮损较上次变薄缩小，自述晨起扫床时，皮屑少多了。腹证同前，守方加黄芪15g，皂角刺5g，金银花15g，桔梗10g，白芷10g，取其《外科正宗》中托里消毒散方义，托毒生肌，去腐陈新，促进肌肤愈合。

2019 年 5 月 14 日六诊，病人连续服药四十二剂，皮损更减，生活质量明显提高，近日心慌、夜寐不安，守方加龙骨 15g，牡蛎 15g，十四剂，水煎服。

2019 年 5 月 30 日七诊，患者胸腹、手足、颈部皮损消失，留有色素沉着，上肢、后背大面积皮损消退（见图片），心慌已，夜寐安，守方去龙骨、牡蛎，十四剂，水煎服。

11 个月后学生通过微信回访，询问得知，病人自上次服药后，在外不慎摔伤，在家休养，就停药了。此后除了用橄榄油润肤外，未进行其他治疗，但皮癣仍在不断地脱落、缩小，现仅左前臂遗留硬币大小皮损，余处痊愈。

病人停药后病证仍向愈，是因为通过前期的治疗，身体失衡状态得以纠正，自愈能力恢复，不治而治。

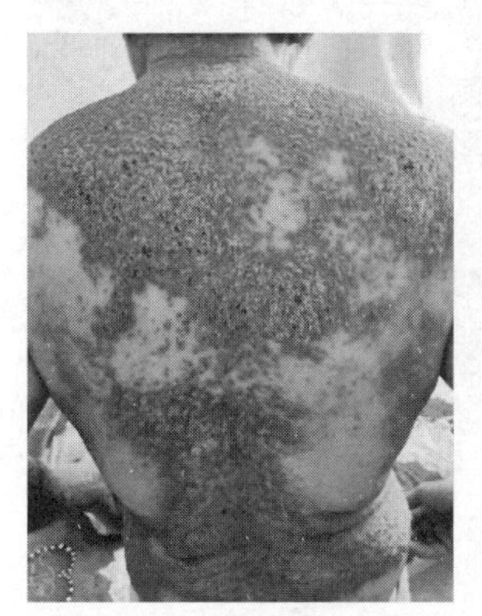
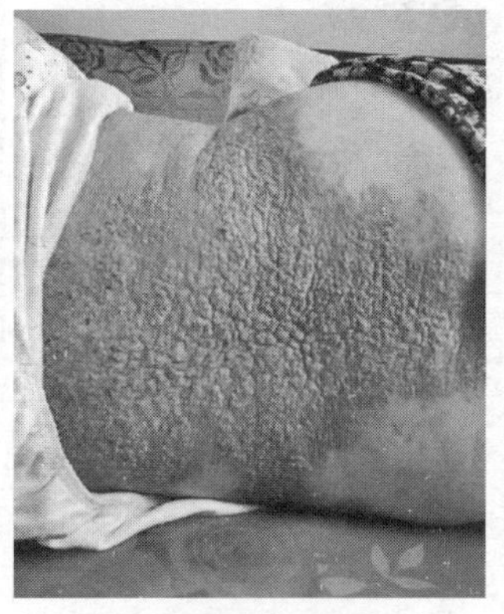
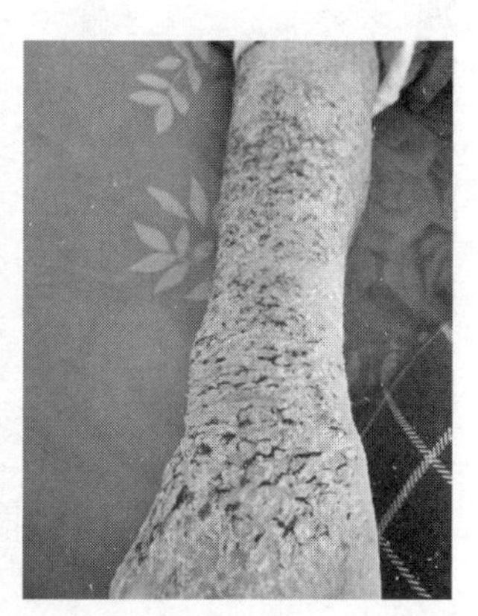

治疗前皮损

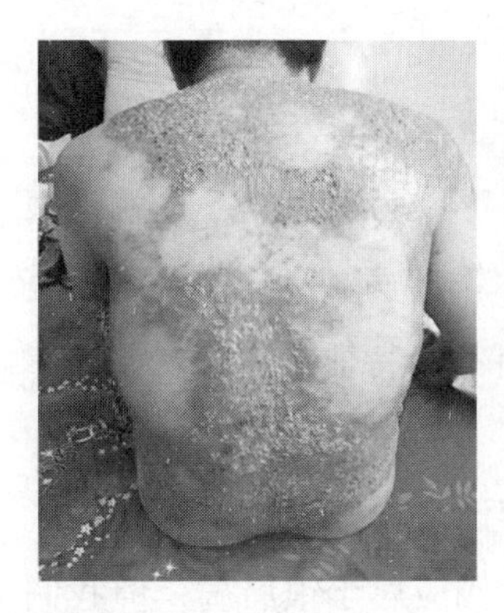
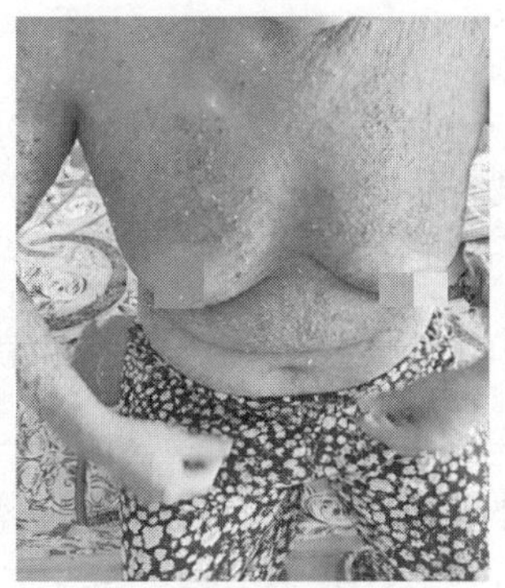
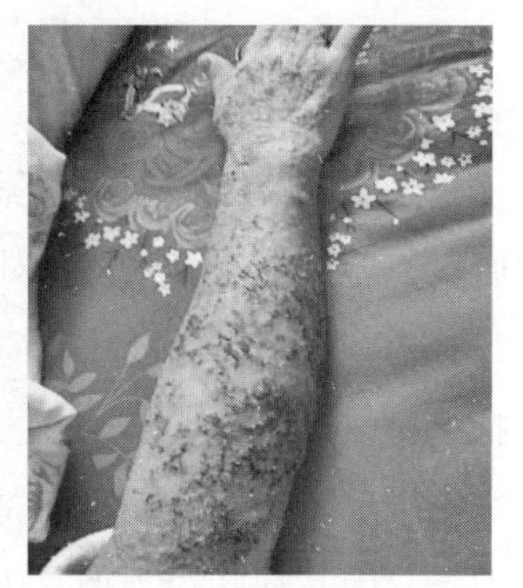

治疗中皮损

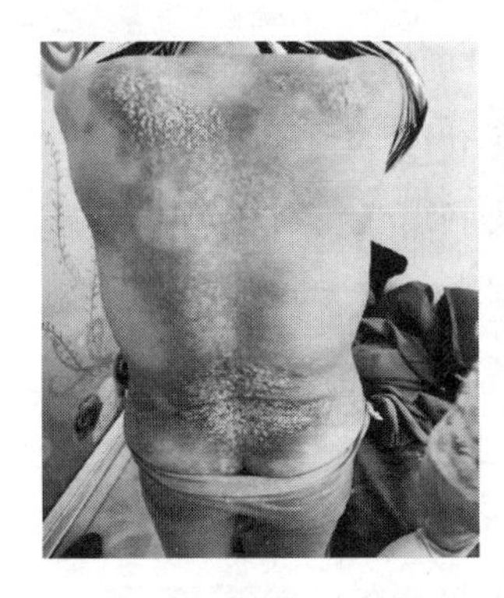 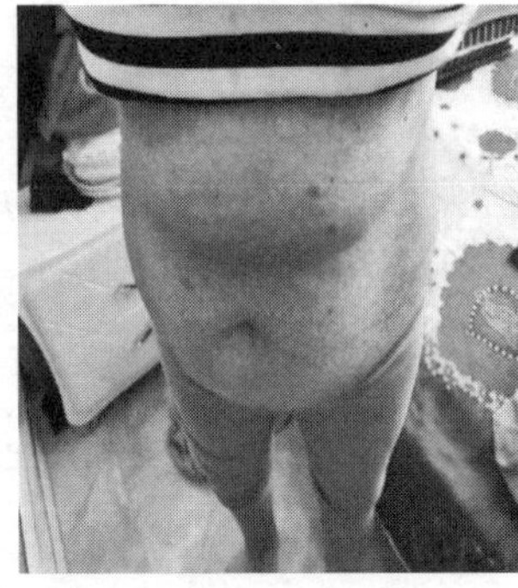 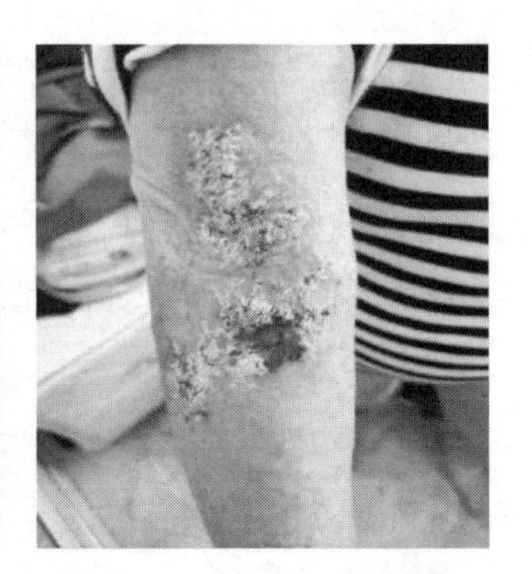

治疗中皮损

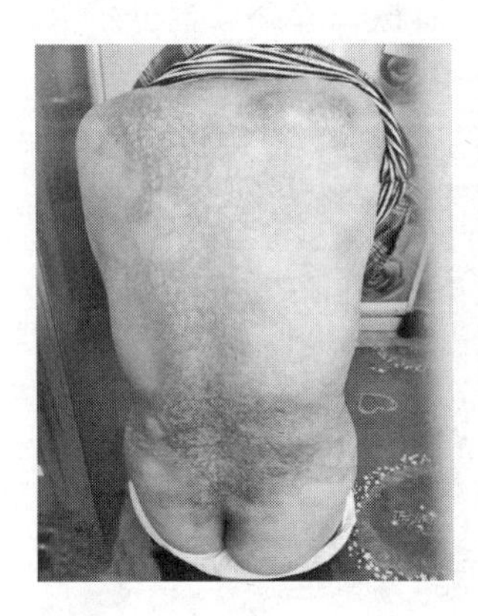 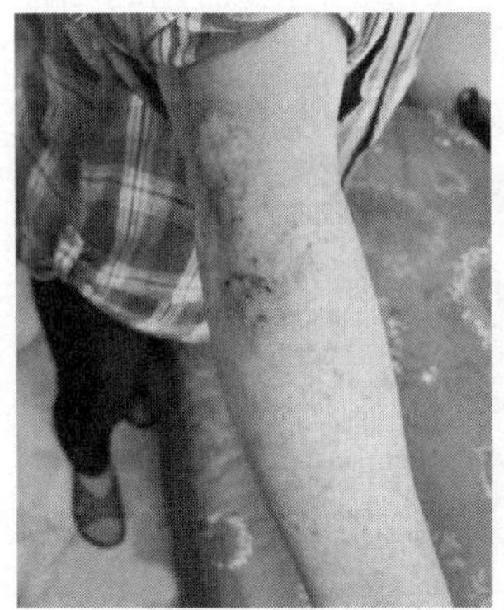 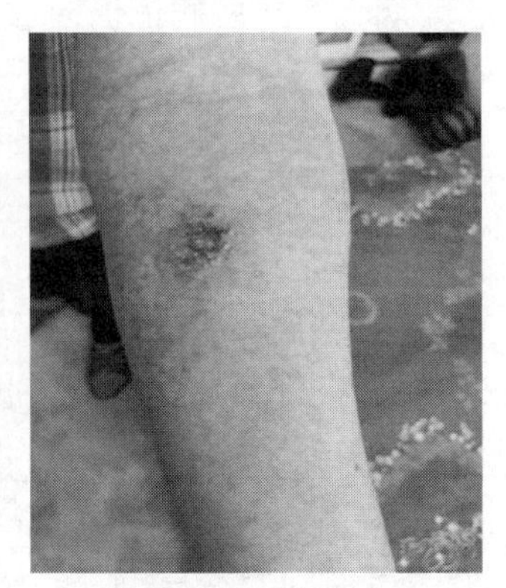

停药后随访

【辨证解惑】

1. 银屑病概述及类案

严格来说，牛皮癣与银屑病不是一种病。很多人都以为“牛皮癣”就是银屑病，但“牛皮癣”其实对应西医的“神经性皮炎”；银屑病对应的中医病名是“白疕”，只是被老百姓习惯叫作“牛皮癣”。银屑病有三个特征，薄膜现象、点状出血、银白色鳞屑。

牛皮癣与银屑病并不是同一种病，但从中医的辨证来说，二者没有太大区别，只因其症状很类似，中医治疗并无差异，虽本案例应属于银屑病，但我们的重心不再区别牛皮癣、银屑病的称谓，关键是在治疗。依据六经辨证方证对应的原则，根据症状的反应，有是证，用是方。

古人非常形象地称此病为“白疕”。“白”指皮疹上覆盖的银白色鳞屑，“疕”如匕首刺入肌肤而成的疾病，表示病程日久，缠绵难愈。因银屑病俗称“牛皮癣”，故有“外不治癣”的行话俗语。

银屑病，难治归难治，但并不是不可治。我在临床上治过很多例这样的病，只要方证精准，还是可以治愈的，部分患者可以速愈。

2016年7月12日，一个78岁姓刘的老太太前来就诊，患银屑病40多年，近5年病情未发作。患者体胖，去重庆居住一个月后因居住环境潮湿而发病，暴发全身皮癣，皮损鲜红，瘙痒难忍，体无完肤，掉屑、瘙痒，伴口干口苦不欲饮，汗出不甚，大便黏腻不畅，小便调。舌质暗红苔白腻干，脉沉弦滑，右脉沉濡，腹部膨隆，按之痞硬。

因患者身体肥胖，肚大腰圆，已具备大柴胡体质的第一印象；平躺时腹部膨隆，按腹部痞满硬，此为大柴胡证的腹象；口干苦，大便不畅，也是大柴胡汤方证。皮肤大面积片状斑疹、上覆鳞屑，类似《金匮要略·疮疡肠痈浸淫病脉证并治》薏苡附子败酱散的“其身甲错”的延伸证，故引方于此。验方湿邪方（藿香、苍术、玄参、白蒺藜、夏枯草、金银花、薏苡仁、当归、防风、茯苓、炙甘草、蝉蜕、地肤子）是成都中医药大学附属医院皮肤科的协定处方，对于风湿热邪搏结肌肤而发的诸多皮肤病（如湿疹、皮炎、荨麻疹、银屑病等难以诊断的皮肤病）多获良效。

经分析开方如下：

北柴胡15g，酒大黄5g，枳壳10g，黄芩10g，姜半夏10g，赤芍15g，黑顺片5g，生薏苡仁30g，败酱草15g，苍术15g，玄参15g，白蒺藜10g，夏枯草15g，广藿香10g，金银花15g，当归10g，防风10g，茯苓15g，蝉蜕10g，炒僵蚕5g，地肤子15g，桑白皮15g，白鲜皮15g，七剂，水煎服，日两次。本案三方合用，方虽杂而不乱；经方配用验方，理相异而功相使。

七日后二诊，药后皮损大减、瘙痒显减，大便仍不爽，守方易大黄10g，枳壳易为枳实15g。七剂。

药尽未见复诊，后电话询问其女婿，得知其药后病愈，肌肤光滑无皮损。我建议续药巩固，患者嫌其药苦难咽，未再服药。

2. 关于薏苡附子败酱散及类案

《金匮要略·疮痈肠痈浸淫病脉证并治》第3条："肠痈之为病，其身甲错，腹皮急，按之濡，如肿状，腹无积聚，身无热，脉数，此为肠内有痈脓，薏苡附子败酱散主之。"

《伤寒派腹诊》："皆主皮肤间病之方剂也……""手足枯燥脱皮，又称鹅掌风。手足皮肤枯燥者，是本方之证也""腹满，按之濡而不实，肌肤循如鲛皮，以手触摸粗糙碍手，俗称'鲛肌'。"

证候：身甲错，腹皮急，按之濡，如肿状，腹无积聚者，或曰治此证而便脓者。腹肿似属胀满，其肤甲错，手触之粗糙，腹皮急，按之濡，如肿状。

不难总结出，这些内容反复强调的，一是皮肤问题，二是腹象。皮肤粗糙碍手即其肤甲错，按腹濡软肿胀、内无实物，即按似软面包。

临床具体应用如下：

（1）皮肤类病

从上述著作的记载可以得出，薏苡附子败酱散不仅仅是治疗肠痈（化脓性肠病）的效方，因其方证中的"其肤甲错"之象，后世医家们延伸用于类似其象的多种皮肤病。

鹅掌风，手掌干裂起皮，瘙痒，或流黄水，此方甚效。

1972年胡希恕先生有一则经典医案，河南商丘一女孩，手掌肿痒，流黄水，久治不愈，与薏苡附子败酱散，当时无败酱草，即薏苡仁30g，附子6g，一剂知，六剂愈。

我也常用此方治愈多例鹅掌风患者。

记得几年前，一个51岁的女患者，因胃脘痞满就诊，摸脉时发现其双手掌角化明显，皮肤粗糙，干裂起皮，无汗，多发小水泡，时时发痒，询问得知其手癣四十年了。我依据腹诊，结合病情，拟大柴胡汤合薏苡附子败酱散，服药二十四剂，不仅胃病好了，且手掌出汗了，不干燥也不粗糙了，不起皮屑也润滑多了，四十年的鹅掌风就这样简简单单地治愈了。

银屑病是医者比较头痛的病证。我曾用诸家验方治疗过很多银屑病，属本方最简单有效。"其肤甲错，触之碍手"之象与银屑病的皮损特征颇为相似，本方尤其适用于病程较长，久治不愈，皮损肥厚干裂而色淡，陷于阴证者。我誉此方是银屑病的克星，并不言过。本案是经典列举。

但不论是鹅掌风（手癣），还是银屑病、神经性皮炎，或是湿疹，还是其他皮肤病，只要证候表现为“其肤甲错，触之碍手”，那就是本方的主症。

（2）化脓性炎症

化脓性炎症疾病的范围非常广，除了文中的肠痈，还包括诸如化脓性乳腺炎，疮疡类病，脓包型痤疮，脓涕脓痰证，妇科炎症等。总之，无论内外妇儿科，凡是化脓性病证，均有应用此方的机会。

此方治疗妇科病，在王宁元译、大塚敬节著的《金匮要略研究》中明确写道：“宇津木昆台用该方治疗妇人带下病，据其记述，非常有效。这一点很有意义，该方当然适宜于妇科疾患。”

我常用此方治疗妇人黄带、带下异味等妇科炎症，收效明显。

3. 关于托里消毒散

《外科正宗》中托里消毒散主治“痈脓已成，不可内消者”。我常以此方治愈过多种病证，如外伤或手术伤口经久不愈者，各种化脓性炎症（乳腺炎、乳突炎、糖尿病足、脉管炎、皮肤疮疡病、溃疡性结肠炎、克罗恩病等）。

总之，各类腐肉不去、新肉不生的病证均有机会应用本方，所以本案在治疗途中加入此方中的五味药，意在去腐陈新，缩短疗程，加速痊愈。

4. 关于瞑眩反应

瞑眩一词最早来源于《尚书·说命》：“药不瞑眩，厥疾弗瘳。”意思是说一个病重的人，如果在服用完中药之后，没有出现不舒服的现象，那就不能彻底治愈这个病。

《孔颖达疏》曰：“瞑眩者，令人愤闷之意也。”愤闷就是不舒服的意思。

瞑眩反应，可理解为排毒反应、排病反应、调节反应、有效反应和好转反应，是指身体经过治疗调理，大部分人都会出现的一种身体不适症状或发病状态。少则一两天，一般持续时间不会很久，每个人出现的轻重程度也不相同。

认识瞑眩反应很重要，比如身体通过正确的方法治疗已经好转，开始排病，由于不理解身体的瞑眩反应，以为是疾病复发，就会认为这种方法没有效果甚至起了反作用而放弃，令人惋惜！

怎样来判断身体不适症状不是身体恶化而是身体好转而出现的瞑眩反应呢？要看自己身体的整体状态是否向好，是否精神旺盛，身体有劲。

人的身体都有一定的修复调整功能和自我痊愈能力，瞑眩反应，就是由病态向健康态过渡过程中身体内部正邪斗争的效应。

此案病人服药一剂，出现皮肤针扎样的痒疼，就是一种瞑眩反应。

附：医　话

针灸治疗两例休克的验案

2020 年 3 月 5 日，看了央视《中华医药抗击疫情》栏目，其中介绍了江西中医药大学附属医院用艾熏艾灸治疗新冠肺炎的报道，浮想联翩，夜不能寐。回忆起自己 1965 年在河套地区农村下乡时，针灸治愈两例休克病人的情景，印象深刻，难以忘怀。

一例是，胎盘滞留大出血引起失血性休克的患者。那是 1967 年 10 月 16 日的晚上，下着小雨，当地的接生婆半夜敲门，说她接生董某的妻子，20 岁，发生产后大出血，胎盘还没有下来，她给产妇喝了两支 50% 的葡萄糖注射液，现在病人已经昏过去了。当时这个村子没有医生，接生婆是农村传统的土接生婆。村子离县城三十多里，离公社十几里远，我是学过中医的下乡知青，村子不大，我在当地义务针灸看病小有名气。人命关天，她赶紧请我去给看看。我去后见产妇躺在蓝色厚塑料布上，在血水中浸泡着，已经昏迷，面色苍白又摸不到脉，呼之不应，按压眉头也没有任何反应。接生婆焦急地说："流血太多了，胎盘也没有下来！"我想起在五原中医徒弟讲习班学习时耿洪文老师说过"产后多瘀多虚"，情况紧急，我没有多加考虑赶快针刺了"合谷""三阴交""太冲"六穴，正准备针"中极"穴时，就下来了大血块，接生婆喊道："衣胞（胎盘）下来了！"我马上用她家大红躺柜上放的"光茫"牌香烟，代替艾条悬灸"隐白"穴来止血。过了不大一会儿血就止住了，此时再看产妇面色已经微有血色，听见微微的呻吟声后渐渐苏醒了。

后来，在 1971 年我被选调在一家企业后，听说该厂一个职工家属也是胎盘滞留送到了当地市某医院，结果没抢救过来死在手术台上了。1967 年，那个时候的我才 21 岁，真是初生牛犊不怕虎，此时回想起来还真有些后怕。

另一例是，1970 年 10 月中旬，我遇到一例过敏性休克的患者，是武某的妻子，一位二十多岁的产妇。因产褥热（盆腔感染）请公社医院来的朱继彬医生前来诊治，朱医生看过后留下青霉素和注射器让我给她注射。晚饭后我去她家注射青霉素，先按常规操作，将青霉素注射液稀释后进行皮试，做药敏试验。做了皮试后需要等几分钟看结果。这时我还正同她丈夫谈青霉素过敏反应的危险："听我们老师说，有用油西林（油质青霉素注射液）点眼，还有过敏反应死人的例子呢。"此时产妇正盘着腿坐在炕上喝小米稀饭，忽然她"啊"的一声，把碗扔了便向后倒下，昏过去了。当时那个小村子正遇上停电，只点个小柴油灯照明，屋子里光线很暗，她人又比较消瘦，我一看皮试处的小血管鼓起像一条小蛇。当机立断，我赶紧用注射器针头针刺人中穴，并针刺回阳九针穴等，而此时产妇已大汗淋漓，我又用了"补复溜，泻合谷"的针刺手法，病人没有任何反应。不料产妇又溺了裤子（小便失禁）。我一想"汗出如油，手撒目合，遗尿"，这不是元阳暴脱的脱证吗？我当时赶快让他家人去找艾叶。当时正值秋季，每家每户柴货垛的柴草里都有艾草，他们赶忙拿着手电到院里去找艾草了。她的丈夫看我模样甚是慌张，给我壮胆说："你就死马当成活马治吧，有个三长两短（意外），我们也不怨你。"在那个提倡做好人好事的年代里，民风淳朴，让我很受感动。家人很快找来艾叶，揉成绒状，我又把大蒜切片，扎了很多小孔，放在关元、气海穴上，用拇指头般大小的艾炷灸。大约半个小时不断艾灸，整个屋子里烟雾弥漫，两个穴位各灸了 14 壮，产妇的关元、气海穴处皮肤已经烤红溃烂渗水了。我以为可能希望渺茫了，然而这个时候昏迷中的产妇开始发出呻吟的声音，慢慢地有了反应苏醒过来。

没想到在当时缺医少药的农村里，一个失血性休克患者，一个过敏性休克患者，没花一分钱得救了，可见艾灸的神奇！

在写此文时，联系到了患者及其亲属，核实了具体时间和一些细节。第一个患者哽咽欲哭地说，当时幸好遇上我了，不然早就没命了，谢谢救了她的命。